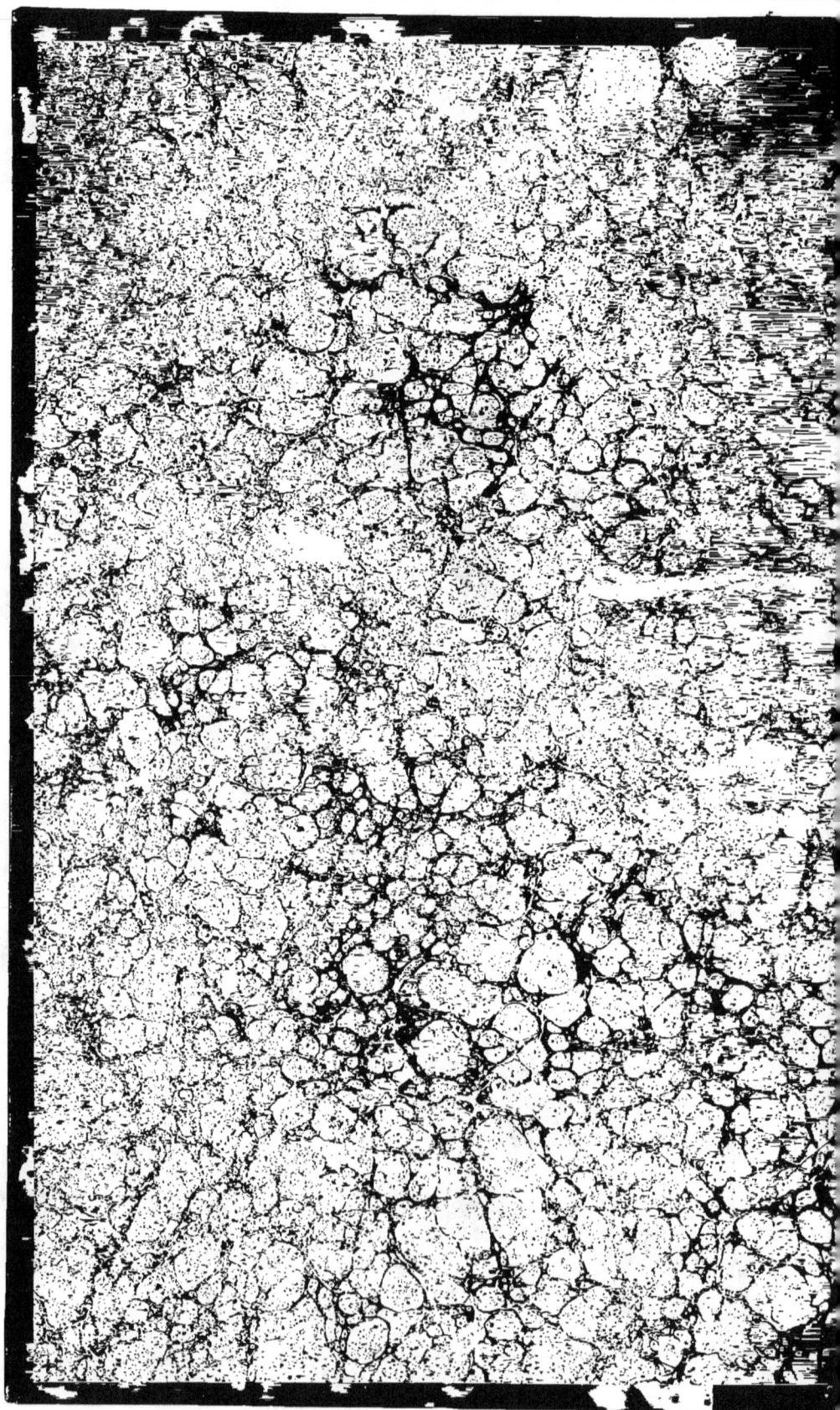

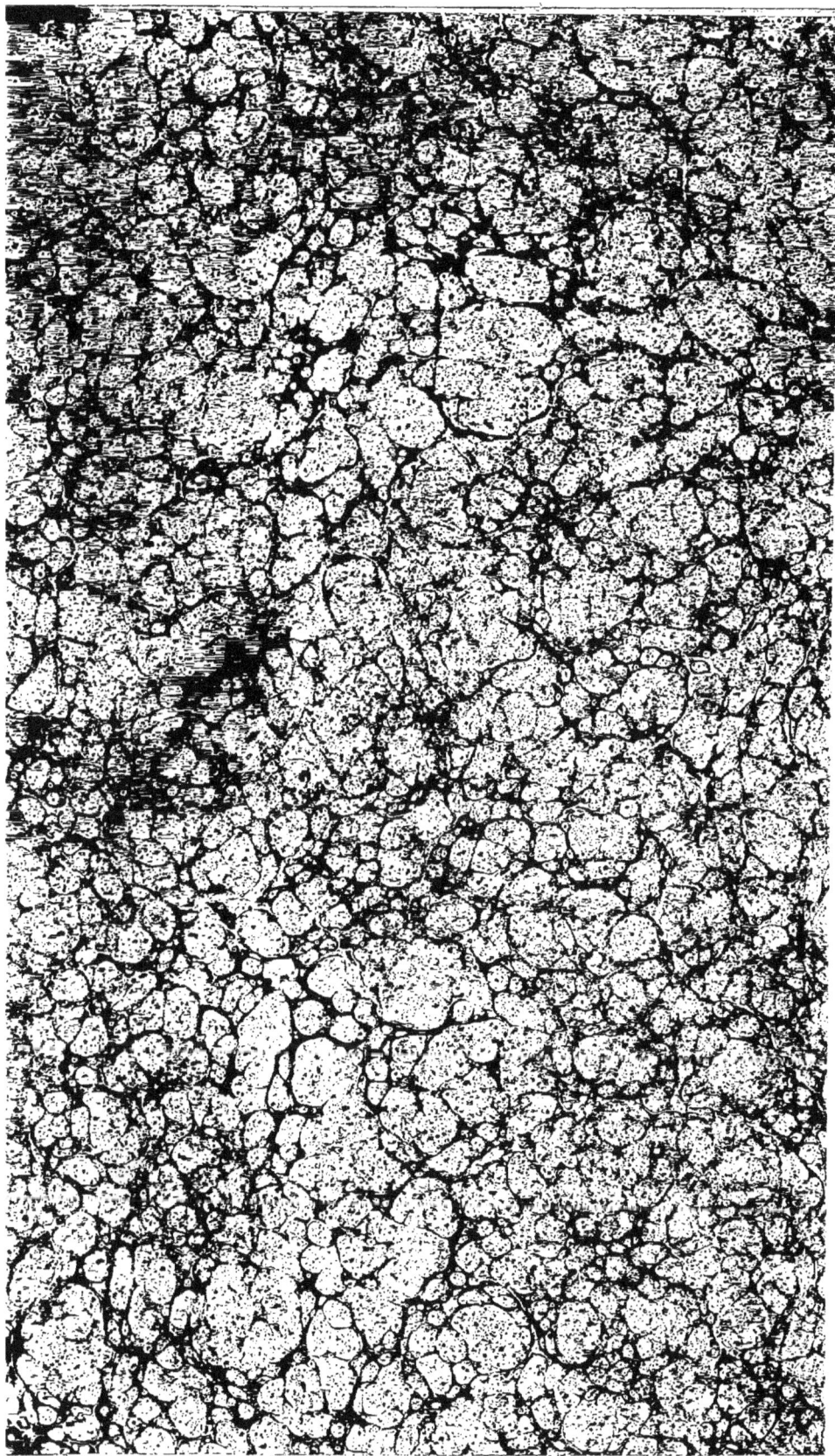

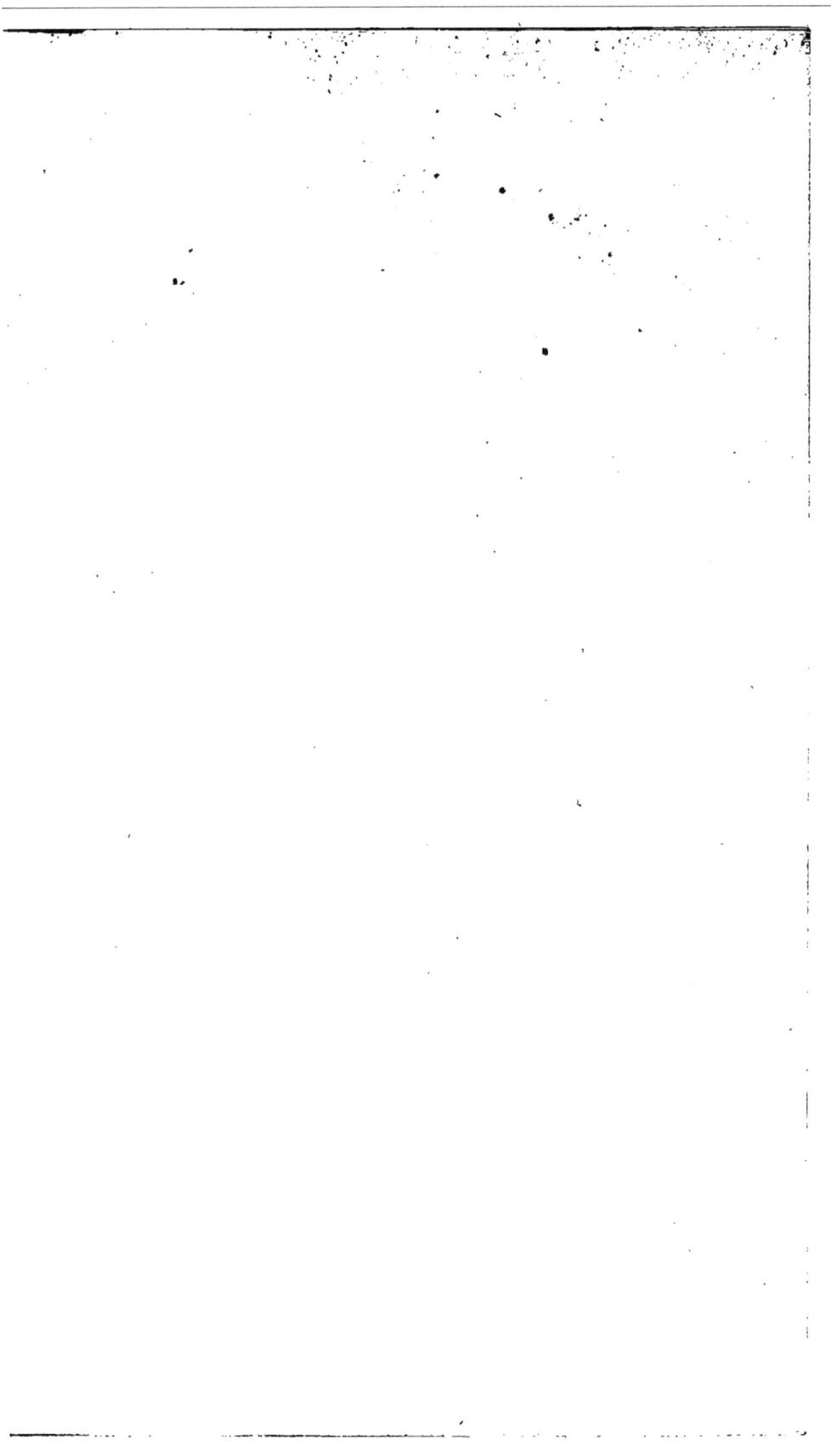

$T_c^6{}_{46}$

LETTRES

MÉDICO-TOPOGRAPHIQUES.

LETTRES

MÉDICO - TOPOGRAPHIQUES

A UN ANCIEN CONDISCIPLE,

SUR CAPBERN ET SES EAUX MINÉRALES ;

Par J. P. Tailhade,

MÉDECIN

DE LA FACULTÉ DE MONTPELLIER.

> Der redliche bedarf kéiner Schwure, um seinen Worten das Siegel der Warheit aufzudrucken.

> L'honnête homme n'a pas besoin de sermens pour imprimer à ses paroles le sceau de la vérité.

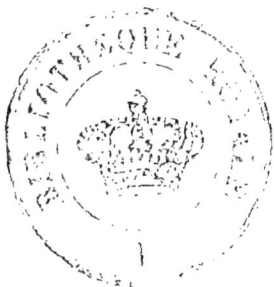

—○—

TOULOUSE,

IMPRIMERIE DE J. B. PAYA,

HÔTEL DE CASTELLANE.

—

1836.

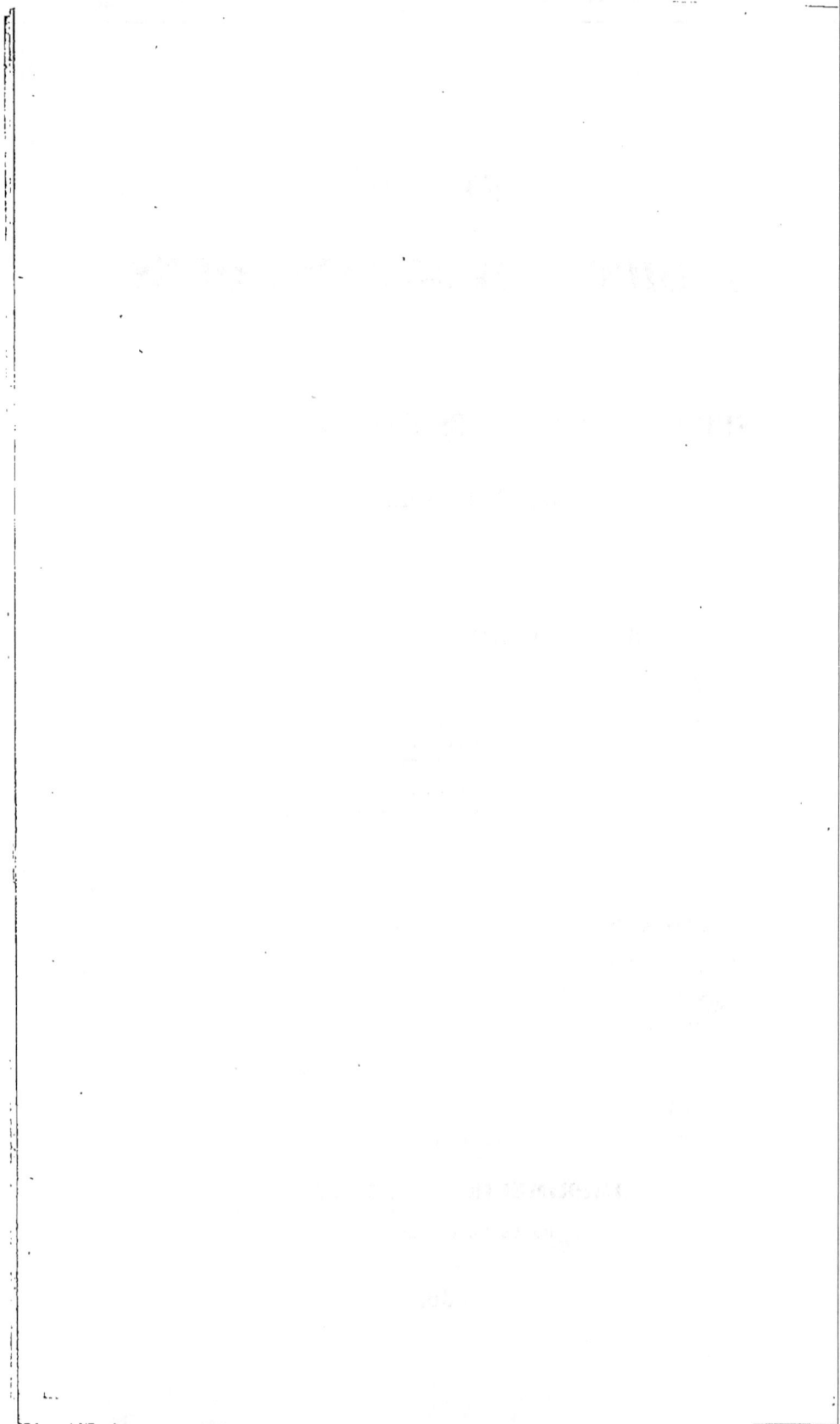

Cette publication, dans un pareil moment, paraîtra sans doute intéressée à certaines personnes plus habituées à me juger d'après leurs préventions que d'après la vérité. Sans m'embarrasser d'elles, je dirai que bien antérieurement à cette époque, j'avais, ainsi que bien des gens le savent, commencé la rédaction, suspendue un moment, de la brochure qui paraît aujourd'hui. Cette particularité, jointe à celle de ne s'appuyer, presque exclusivement, que sur les observations d'autrui, la mettra à l'abri sans doute, du reproche de n'être qu'un roman improvisé, une composition de circonstance.

Des personnages importans.......... par leur habit, pourront dans ce pays, se figurer peut-être qu'en écrivant j'ai voulu me concilier leur faveur. Qu'ils se détrompent : je ne fus jamais ni ambitieux, ni intrigant. Et si mon petit livre arrivait jamais aux pieds de *leur grandeur*, ce serait bien certainement sans ma participation. Je veux pouvoir dire à leur égard, comme Ovide à l'égard de Rome :

Parve, nec invideo, sine me, liber, ibis in urbem. (1)

(1) Mon petit livre, vous irez sans moi à Rome, et je n'envie pas votre bonheur.

LETTRES

MÉDICO-TOPOGRAPHIQUES

A UN ANCIEN CONDISCIPLE,

SUR CAPBVERN ET SES EAUX MINÉRALES.

PREMIÈRE LETTRE.

Vous le savez, mon estimable ami, j'avais renoncé à un projet, sur lequel je ne reviens qu'à votre sollicitation. J'appréhendais, en le réalisant, de compromettre cette tranquillité si douce, dont j'ai joui jusqu'ici, et à laquelle je tiens tant. Qui peut, en effet, en publiant ses idées, ne pas craindre d'éveiller des susceptibilités ombrageuses, de faire éclater des inimitiés rivales, et de devenir ainsi, l'objet d'attaques, souvent fondées, j'en conviens, mais aussi quelquefois gratuites, et toujours pénibles. Que si la critique se renfermant à son égard, dans un silence dédaigneux, lui fait 'grâce de ses traits piquans, ou de ses leçons sévères, une pareille indifférence n'est-elle pas aussi mortifiante que l'injustice elle-même? Quels motifs peut-on donc avoir pour écrire? je n'en vois qu'un, quand j'en trouve cent pour se taire. Ce motif, vous avez eu le talent de m'y faire croire pour mon compte; aussi aurait-il à peu près été le seul à me faire prendre la plume, si à l'espoir d'être de quelque utilité à mes semblables, n'était encore venu se joindre le plaisir de vous obéir.

Quoique notre pays ne soit pas, à beaucoup près, le moins intéressant de ceux qui formaient jadis l'ancienne Aquitaine, on l'a cependant laissé dans un oubli presque complet, et il s'est écoulé bien du temps avant qu'on l'ait regardé comme assez important pour mériter qu'on s'occupât de lui. Ce ne fut guère, je crois, que vers le commencement du XVIIᵉ siècle, que l'avocat Mazières essaya de débrouiller le chaos de son histoire, dans sa *Sommaire description du pays et comté de Bigorre,* 1614. Il y a même, ce semble, ceci de mortifiant, quant à ceux qui l'ont écrite, qu'à part Mazières et l'abbé Duco *(Histoire de la province et comté de Bigorre,* 1730 *)*, tous les autres, jusqu'à la révolution de 1789, ont été, si je ne me trompe, étrangers au pays. C'est ainsi que nous devons au président de Marca *(Histoire du Béarn,* 1640 *)*, à OEïhenart *(Notice de l'une et l'autre Vasconie,* 1656 *)*, à Dénis de Sainte Marthe *(Histoire ecclésiastique des Gaules.* 1715 *)*, à Jean Baptiste Larcher *(Pouillé des bénéfices de Tarbes,* 1760 *)*, à l'abbé Despilli *(Dictionnaire des Gaules,* 1762 *)*, enfin, aux savans auteurs de *l'Art de vérifier les dates,*

1783, des notions plus ou moins étendues sur l'histoire du Bigorre. En 1789 seulement, un de nos compatriotes, M. Piqué de Lourdes, consacra quelques mots à cette histoire, dans son *Voyage aux Pyrénées Françaises*. Vingt-quatre ans après (1813), parut le *Manuel statistique des Hautes-Pyrénées* (M. Laboulinière), où l'on trouve un compendium tellement resserré de l'ouvrage de l'abbé Duco, qu'on peut dire que nous n'avions pas encore alors d'histoire du Bigorre. Celle-ci n'a réellement existé qu'en 1818; et c'est au talent de M. Deville, ancien capitaine retraité, et aujourd'hui avocat et notaire, que nous la devons. Cet ouvrage, outre le mérite de la composition, a eu de plus encore, celui d'avoir popularisé parmi nous, l'histoire de notre pays, et donné l'éveil à d'autres écrivains, qui ont aussi plus ou moins contribué à la répandre. Parmi ceux-ci, en doit surtout citer M. Davezac-Macaya, qui donna, bien jeune encore, et sous le titre modeste d'essais (*Essais historiques sur le Bigorre*. 1823), une histoire très-circonstanciée de notre contrée. Avant lui, M. Abadie, dans son *Itinéraire topographique et historique des Pyrénées*, 1819, avait aussi semé sur notre histoire des détails auxquels M. Pambrun de Bagnères a donné plus d'étendue, dans un ouvrage plein d'intérêt, qu'il vient de publier (*Bagnères et ses environs*. 1834), et que M. Fourcade a aussi rappelés, selon qu'ils avaient plus ou moins de connexion avec les lieux qu'il décrit dans son *Album des Pyrénées*.

Mais si, sous le rapport civil et militaire, il a fallu arriver au XIXe siècle pour avoir une histoire de notre pays, il n'en a pas été ainsi sous le rapport médical, je veux dire quant aux sources minérales qu'il possède. Depuis long-temps, en effet, le plus grand nombre d'entre elles ont eu leurs historiens, disons le même pour quelques unes, leurs panégyristes ; et les chimistes et les médecins ont rivalisé de zèle, pour les signaler au public. Les Poumié, les Payen, les Vauquelin, les Anglada, les Longcham, etc., les ont décomposées dans leurs élémens constitutifs ; et les Bordeu, les Thierry, les Fabas, mais surtout les Camus, les Sarrebeyrouse, les Ganderax, en ont assigné les vertus médicales et déterminé l'application thérapeutique.

Cependant toutes les sources du Bigorre n'ont pas été aussi heureuses; et il en est qui, loin d'avoir eu des prôneurs zélés, n'ont pas même trouvé des historiens sévères, et qui ont été laissées dans un oubli, n'ont moins honteux pour les médecins du pays, que préjudiciable aux malades. Je vais essayer d'y soustraire celles de ma commune. Si, pour y réussir, il ne fallait qu'un attachement bien sincère pour mes compatriotes, et beaucoup de zèle pour la vérité, j'ose me flatter que ma tâche ne resterait pas imparfaite.

Je vais donc vous entretenir des eaux de Capbern. Plus de vingt ans consacrés à l'observation de leurs effets, me donnent peut-être quelques droits d'en parler; cependant j'aurais été bien aise de laisser ce soin à d'autres. Outre que leur position semblait leur en faire un devoir, leur mérite personnel aurait pu donner à leur tâche un degré d'importance et d'intérêt que je suis loin de prétendre attacher à la mienne. Un silence de trente ans m'a fait craindre, de leur part, un silence plus long encore; et je me suis décidé à y suppléer, alors même que j'avais le sentiment de ne pouvoir faire aussi bien qu'eux.

Le travail que j'entreprends ne peut être basé que sur des observations multipliées et bien constatées. Quelque soit le nombre de celles que je possède en mon particulier, je n'y aurai recours que le moins qu'il me sera possible, toujours en les faisant précéder de celles des autres, et seulement pour les corroborer. Ce sera un moyen d'obtenir plus de confiance de la part de ceux qui ne me connaissent pas, et d'être plus goûté de ceux dont je suis connu. Ai-je besoin de dire que je me ferai un scrupule religieux de donner ces observations, quant au fond (1), telles qu'elles m'auront été transmises, et sans effort de les plier à tel ou tel système? Je pense que non. Un pauvre médecin de campagne est étranger à de telles impulsions et il a bien mieux à faire. Il laisse à d'autres la nouveauté, la hardiesse et le brillant des hypothèses, et ne se réserve que la candeur de la bonne foi.

(1) Si je m'y permets quelques changemens quant à la forme, ce ne sera que pour en abréger la rédaction.

C'est surtout de lui qu'un célèbre médecin de Bologne a pu dire : *A raccoglier fatti, ed ad instruire esperienze, il medico accinger si debbe, senza prevenzione e desiderio de confermare o destruggere preconcepite o combatutte teorie* (1). (G. Tommassini. *Della necess. di unire in medic. la philos. colla osser.*)

Comme il ne s'agit pas ici d'un système de nosologie complet, la distribution des parties de mon travail devient absolument arbitraire ; cependant, comme un ordre quelconque n'est jamais indifférent, je suivrai celui des organes ou système d'organes qui seront le siége des maladies dont j'ai à traiter. Ainsi, après avoir considéré les eaux de Capbvern sous le rapport de leur action tonique, de tous les organes en général, et en particulier de ceux du bas-ventre, ou du système abdominal, je les examinerai encore sous le rapport de leur utilité dans des maladies qui, quoique se manifestant dans des parties éloignées de ce dernier système, sont néanmoins dépendantes d'une lésion qui y a son siége, c'est-à-dire que j'examinerai nos eaux en tant qu'elles agissent idiopathiquement ou sympathiquement. Je ne vois pas pourquoi ce plan n'en vaudrait pas un autre.

(1) Le médecin doit s'attacher à recueillir des faits, et à faire connaître des expériences, sans prévention, et sans désir de confirmer ou de détruire des théories préconçues ou combattues.

G. Tommassini. *De la nécessité de joindre en médecine la philosophie avec l'observation.*

Quant à l'action des eaux de Capbvern, je la conçois comme celle de tout autre moyen thérapeutique; c'est-à-dire, que considérant la maladie comme une modification vicieuse, spontanée ou occasionelle du principe d'unité physiologique, ou, ainsi que le dit Grimaud, comme un être du même ordre que la vie, je regarde aussi les médicamens comme agissant sur ce même principe, et substituant à ce mode vicieux une modification nouvelle qui constitue la santé. Ces idées, j'en conviens, sont un peu vieilles; mais elles n'en sont pas moins logiques; elles n'en sont pas moins l'expression générale des faits, ni moins fécondes en inductions thérapeutiques, ni par conséquent moins utiles; caractères distinctifs que sont loin, bien loin de posséder, ces doctrines éphémères dont nous sommes éternellement inondés, et dont on peut dire que celle du lendemain tue et fait oublier celle de la veille. Pourquoi donc, fidèle à mes traditions, ne me serait-il pas permis de les repousser? La doctrine d'un principe d'unité physiologique serait-elle aujourd'hui moins rigoureuse, moins positive que du temps que nous la méditions ensemble? Pour moi, mon ami, je trouve que vingt-cinq ans, hélas! bien rapidement écoulés, loin de m'en prouver l'insuffisance, n'ont fait qu'ajouter dans mon esprit à la certitude des dogmes qui la constituent.

On sera peut-être surpris de la forme que je donne à cet opuscule, et on prétendra que mes lettres sor-

tent de la gravité dans laquelle j'aurais dû me ren-
fermer. Je ne rappellerai pas les lettres de Guy-
Patin , ni celles de Bordeu, ni celles de tant d'autres.
On pourrait me répondre que, pour m'autoriser de
leur exemple, je devrais pouvoir me prévaloir de leur
mérite. Sans discuter ici la valeur d'un pareil avis,
ou mieux sans doute, d'un semblable reproche, je
dirai que j'ai choisi la forme épistolaire, parce qu'elle
est moins sérieuse, moins scientifique, et partant
moins effrayante; parce qu'elle m'a paru pouvoir
mieux se plier, par ces qualités mêmes, à certaines
digressions qui de temps en temps pourront rompre
la monotonie de mon travail, et égayer un lecteur
que des matières arides pourraient ennuyer plus
d'une fois. A mon avis, l'ennui dans un livre est le
pire de tous les défauts. Je sens combien il me sera
difficile d'en garantir le mien , et n'oserais me flatter d'y
avoir réussi , lors même que je serais assez heureux
pour n'écrire que des choses raisonnables. En effet ,
comme l'a dit le célèbre Goldsmith : *A book may
be amusing with numerous errors , or it may be
very dull without a single absurdity (Advertiss.
of the Vicar.)* (1) Quoiqu'il en soit, je tâcherai d'être
le moins fatigant possible, et dans ce dessein, je ferai,
comme on dit, armes de tout; je mettrai à contri-

_____

(1) Un ouvrage peut être amusant avec de nombreuses erreurs , et
il peut être très ennuyeux sans une seule absurdité.

bution tous les états, toutes les conditions de la
société, si j'en ai l'occasion, me conformant à ce pré-
cepte d'Horace :

> Omne tulit punctum qui miscuit utile dulci,
> Lectorem delectando pariterque monendo. (1)
>
> ARS POET.

Des personnes pour qui l'habit est tout et l'homme
rien, penseront sans doute que j'aurais dû faire une
exception en faveur d'une certaine classe d'individus
dont elles sont trop habituées encore à respecter
jusqu'aux travers. Elles trouveront mauvais que je
parle de M. tel, qui est venu ranimer à Capbern
le vermillon de ses joues un peu pâlies par les fatigues du confessionnal; que je dise de tel autre, qu'il
dût à nos eaux d'avoir ramené à une teinte fugiti-
vement rosée l'enluminure un peu trop forte de sa
face rubiconde, ou de son nez désagréablement ba-
chique, de tel autre enfin, qu'il leur fut redevable
de ses meilleurs titres au canonicat qu'il convoite; je
veux dire de ce surcroît d'embonpoint monacal, de
cette représentation corpulente qui le distinguent,
et qui le rendront si propre à bien remplir la place
qu'il ambitionne. Ces personnes m'accuseront peut-être
d'irréligion, de haine, d'intention de faire du scan-

(1) Celui-là satisfait à tout, qui mêlant l'agréable à l'utile, amuse
son lecteur en l'instruisant.

dale; que sais-je encore, elles poussent quelquefois
si loin leur zèle ardent ! Je prendrai donc la précau-
tion de leur répondre, sous le premier rapport, que,
qu'elles que soient mes convictions, j'ai toujours eu
pour principe, de respecter celles des autres; sous le
second, que parmi ces hommes qui sont l'objet
exclusif de leur prédilection, je méprise, en effet,
ceux qui sont méprisables; mais que j'aime, que j'estime, que je vénère ceux qui sont à la hauteur de
leur ministère ; que je me plais même à convenir
que ces derniers ne sont pas rares; et que, pour mon
compte, j'en connais plus d'un qui pourrait dire
avec l'ermite de Goldsmith :

> Here to the houseless Child of want
> My door is open still ;
> And though my portion is but scant
> I give it with good will. (1)
> *From the vicar's ballad.*

Je réponds, enfin, que ce n'est pas vouloir faire du
scandale, que de divulguer certaines vétilles, quelques
aventures plus ou moins piquantes, que leurs auteurs,
au reste, ont l'heureux privilége de sanctifier; mais

(1) Ma porte est toujours ouverte à l'enfant nécessiteux et sans asile,
et quoique mes biens soient peu considérables, j'en fais part de
grand cœur.
Ballade du vicaire de Wackefield

seulement tâcher de distraire parfois mon lecteur, et
de me distraire aussi moi-même, en n'insistant pas
constamment, sur des détails scientifiques, bien propres à rebuter; que j'ai voulu, en un mot, tâcher de
ne pas être de ceux qui, selon certain espagnol, *se
abrazan tanto con sola la doctrina que nodexan
lugar donde pueda el ingenio alentarse y recibir
gusto* (1). D'ailleurs, *quot capitum vivunt, totidem
studiorum millia* (Hor.) : chacun a son faire; chacun
imprime à ses écrits la nuance de son caractère; et
il serait aussi injuste d'exiger de la ressemblance,
dans la manière de deux écrivains qui traitent le
même sujet, qu'il serait singulier d'être surpris qu'ils
s'habillent différemment. Nos goûts, nos penchans,
nos inclinations, on l'a dit depuis long-temps, ne
viennent pas de nous; c'est la nature qui les donne;
et nous devons trouver tout simple qu'ils soient diver-
sifiés, inépuisables comme elle. Aussi :

> Altri fù vago di spiar trà le stelle ;
> Altri di seguir l'orme di fugitiva fera ;
> Altri d'atterar orsi (2).

GUARINI, *nel prologo.*

(1) Ils se renferment tellement dans la science, qu'ils ne laissent
à l'esprit aucun moyen de se fortifier et d'éprouver de la satisfaction.

(2) L'un prend plaisir à observer les étoiles; l'autre à suivre les
traces d'une bête fauve en fuite; l'autre à terrasser des ours.

Prologue de *Guarini.*

Vous ne serez donc pas étonné que je suive [mes goûts dans ces lettres; et surtout, que je ne m'y contraigne pas. Je me suis toujours montré tel que [je suis : vaudrait-il la peine que je me contrefisse aujourd'hui ? Je ne le pourrais pas, quand bien même je le voudrais. On ne plie pas un arbre déjà vieux, surtout quand de sa nature il n'est pas déjà très flexible. Attendez-vous donc à me voir placer quelquefois l'anecdote plaisante, et à satisfaire ainsi mon humeur conteuse et bavarde. Je consentirais plutôt à ne pas écrire un mot de plus, qu'à renoncer à ce privilége, dussiez-vous me dire pour quelques historiettes, ce que le cardinal d'Est disait à l'Arioste (1) : *Ove diavolo, signor Ariosto, avete pigliate tante coglionerie* (2) ?

La plus exacte vérité a présidé à la rédaction de ces lettres, je ne dis pas dans leur partie essentielle

---

(1) Quelque critique pointilleux me dira peut-être, avec le fameux Mirabeau, qu'un pareil propos n'est pas vraisemblable dans la bouche du cardinal de Ferrare ; puisque celui-ci, ayant déjà lu le *Morgante* du Pulci et *l'Orlando innamorato* du Boiardo, où l'on trouve plus d'idées extravagantes encore, que dans le poème de l'Arioste, il ne pouvait être étonné de celles-là. D'ailleurs ni les Fornari, ni les Pigna, ni les Garofalo, ni les Paolo-Jovio (tous auteurs qui ont écrit ou la vie ou l'éloge de l'Arioste), n'ont parlé de cette particularité. Tout en convenant de la justesse, et surtout de l'importance d'une pareille critique, je réponds que beaucoup d'autres historiens, qui ont parlé de l'Arioste, ont rapporté le mot d'Hyppolite.

(2) Où diable, seigneur Aristote, avez-vous pris toutes ces balivernes ?

(il faudrait être étranger à tout sentiment d'honneur, pour l'altérer en ce point), mais même dans toute leur étendue. Certes, je n'ignore pas qu'on doit s'en écarter quelquefois, par rapport aux autres ; et que, quelquefois aussi, on le peut par rapport à soi-même. Quand ce gentilhomme protestant, dont parle Sully (v. ses Mémoires), répond à un chef de sbires de Catherine de Médicis, poursuivant Henri IV, et voulant s'introduire dans un château où s'était réfugié ce roi qui fuyait la cour de Charles IX, après le massacre de la St.-Barthélemy : « *Le roi de Navarre a passé par ici, il y a environ deux heures, avec ses amis. Si vous donnez un coup d'éperon à votre cheval, vous le surprendrez avant l'approche de la nuit* ». Ce gentilhomme déguisait la vérité dans l'intérêt des autres ; et quand un sergent anglais, pour se dérober à la barbarie des tourmens que lui préparaient des sauvages d'Amérique, qui l'avaient fait prisonnier, les assure, selon l'abbé Raynal (*Hist. des établiss. Europ.*), que son corps est invulnérable, et découvre, pour le prouver, son col qu'il baisse sous le coutelas du chef de ses terribles ennemis, qui fait voler au loin la tête séparée du tronc ; ce sergent déguisait la vérité pour lui-même. Quant à moi, je n'ai eu besoin de l'altérer, ni pour les autres, ni pour moi ; et je l'ai dite tout entière, même dans ces narrations, où elle aurait été indifférente, et dont j'ai tâché de varier et d'égayer un travail monotone et ennuyeux.

Un préjugé , assez généralement répandu , c'est qu'on ne saurait faire un bon livre , quand on est éloigné de la capitale ; et cela , dit-on , parce qu'on doit être nécessairement étranger aux progrès de la science. Mais une pareille prétention est sans fondement ; car il est peu de médecins aujourd'hui , qui ne se tiennent au courant , soit au moyen des journaux , soit en se procurant les autres écrits du jour. Et puis , est-il bien sûr que la médecine soit en progrès , au moins dans sa partie spéculative et philosophique ? Certes , la question pourrait être au moins controversée ; et l'on peut dire , je crois , avec Bacon , de beaucoup de livres qui paraissent aujourd'hui : *quia in circulo potiùsquàm in progressu sese exercent* (*De augment. scient.*). Enfin, serait-ce un paradoxe de soutenir que le médecin de province , toutes choses égales d'ailleurs , se trouve placé , pour écrire , dans des circonstances plus heureuses que celui de la capitale ? Je ne le pense pas. Dans cette dernière , ceux qui font des livres , peuvent se diviser en deux catégories : l'une , de ceux dont la réputation est déjà faite , en possession de grandes fortunes , et qui ne sont préoccupés que de mettre à profit les ressources que Paris leur offre , pour dépenser agréablement le superflu ; l'autre , de ceux qui ne songent qu'à se procurer le nécessaire. En général , au contraire , le médecin de province, se trouve également éloigné de ces deux extrêmes , et doit , par cela même , jouir à un plus haut degré, de cette liberté d'esprit , si indispensable au mûr exercice des facultés intellectuelles. *The midle situation of life seems to be the most advantageously situated for the attaining of wisdom. Poverty turns our thoughts too much upon the supplying of our wants ; and riches upon enjoying our superfluities* (1), a dit Addisson et c'est très vrai.

Il y a de prétendus esprits forts qui ne croient pas à la médecine, et qui vous disent sérieusement que cette prétendue science n'est qu'un pur charlatanisme, un véritable métier d'aveugle , bon, tout au plus, pour celui qui l'exerce. J'ai vu de ces incrédules appuyer leur opinion sur ce que Pline aurait dit, que les médecins furent chassés de Rome. Et d'autres qui s'étayent des déclamations de Pétrarque, Montaigne , Molière et Rousseau. Comme un pareil préjugé est mortifiant pour tout médecin qui exerce sa profession avec conscience et conviction , on me permettra d'y répondre deux mots. Et d'abord, Pline n'a jamais dit ce qu'on lui attribue ; mais seulement, qu'il n'y eut pas des médecins à Rome pendant les premiers 600 ans , depuis sa fondation ; or , cela ne veut pas dire qu'on s'y passât de médecine. D'ailleurs,

---

(1) Un état moyen dans la société, semble être le plus favorable pour parvenir à la sagesse. La pauvreté nous fait trop songer aux expédients de nous procurer ce pui manque, et les richesses aux moyens de jouir de ce que nous avons de trop.

2

Denis d'Halicarnasse donnerait, en ceci, un démenti formel au naturaliste de Vérone; car il dit que, dans la peste qui sévit à Rome, en l'an 301, les médecins n'y suffisaient pas. Il y a plus : c'est que ce Pline, dont on se prévaut, rapporte que lorsque les Romains chassèrent les Grecs de l'Italie, ils exceptèrent les médecins. Pendant la famine qui désola Rome sous Auguste, ce prince, au rapport de Suétone, chassa tous les étrangers, à l'exception des médecins. Quant à Pétrarque, Montaigne, Molière, Rousseau, de quel poids peuvent être ici leurs censures, si l'on considère qu'ils étaient étrangers à la médecine, et que leurs opinions sont empreintes de passion, de contradiction, d'extravagance et d'absurdité ? De passion, car Pétrarque avoue lui-même avoir eu, en France, des démêlés très-vifs avec les médecins; et son ressentiment dut nécessairement s'accroître de tout celui que vint y ajouter encore une réponse très-mordante, que fit un médecin anonyme aux quatre invectives qu'il avait composées, contre les médecins qui soignaient le pape Clément V, dans sa maladie; Molière était dans la même disposition, on le sait; de contradiction, car, après s'être déchaîné contre la médecine, Pétrarque en fait le plus pompeux éloge. Tout le monde connaît les plaisanteries de Molière; et cependant il dit, dans sa préface du Tartuffe, que la médecine est une des plus exellentes choses que nous ayons; d'extravagance, car si vous demandez à Montaigne la cause de sa mauvaise humeur contre la médecine, il vous dira que ses ancêtres, depuis son bisaïeul, étaient ennemis de cette science ; d'absurdité, car Rousseau, dans son Émile, au rebours de Montaigne, dans ses Essais, regarde la médecine comme une bonne chose ; mais il veut qu'elle vienne sans médecin. Je le demande, tout cela n'est-il pas passablement ridicule ? Mais ne l'est-il pas passablement aussi, de mettre en doute l'existence de la médecine, après les services qu'elle vient de rendre pendant la terrible durée du choléra, fléau dont, sans les soins, les précautions et le sublime dévouement des médecins, on aurait pu dire, comme me le marquait un de mes amis, témoin de ses ravages:

> Perian senza pità, senza soccorso
> D'ogni sesso le genti e d'ogni etate :
> Vani erano i rimedj, il fuggir tardo,
> Inutil l'arte, et prima che l'infermo,
> Spesso nell'opra il medico cadea (1).
> <div align="right">GUAR., <i>Past. fid.</i></div>

Au reste, si l'on ne peut nier que nous avons les moyens de modifier l'économie, soit en bien, soit en mal, on est forcé de convenir que la science existe, quelque restreinte qu'on la suppose.

---

(1) Des individus des deux sexes et de tout âge périssaient sans secours. Les médicamens ne produisaient aucun effet ; il n'était plus temps de fuir, l'art était inutile, et souvent le médecin, pendant le traitement, tombait avant le malade.

Ce n'est pas sans intention que j'ai touché cette matière, car il n'est pas rare de rencontrer, même dans le pays que j'habite, certains incrédules de profession, soi-disant beaux esprits, accoutumés à tout fronder. Il n'y a pas long-temps que, remplissant à Tarbes les terribles fonctions de juré, je me trouvai dans une réunion où l'on agita, à mon sujet, la question du degré de certitude de la médecine. Chacun donnait ses raisons avec autant de politesse que de gaîté, lorsqu'un jeune abbé, homme au reste très-lettré, mais qui professait la plus grande incrédulité en fait de médecine, et, le dirai-je, en fait de religion, me demanda d'un ton moqueur et suffisant si je croyais sincèrement à la première; et de suite, sans me donner le temps de répondre : « Vous voudriez bien, me dit-il, pouvoir effacer certaines pièces de Molière, et fermer la bouche à ceux de vos confrères qui sont les premiers à convenir de la futilité de leur art? » — Monsieur l'abbé, vous auriez dû peut-être, moins que tout autre, oublier que si Molière a fait *le Malade imaginaire* et *le Médecin malgré lui*, *le Tartuffe* est son chef-d'œuvre. Quant aux médecins qui ne croient pas à la médecine, on pourrait leur répondre, je pense, ce que Barthez répondit un jour à quelqu'un qui lui disait que M. de Lamure n'y croyait pas : *Parbleu, s'il parle de la sienne, il a fort raison*. Mais vous, monsieur l'abbé, croyez-vous à la religion ? car, enfin, vous ne seriez pas le premier déserteur des drapeaux que vous avez choisis ;

et quelques propos qui vous sont échappés, me donnent plus de droits à vous faire une pareille question, que vous n'en avez eu à m'adresser la vôtre. Quel fut mon étonnement, quand je l'entendis me répondre par ces vers du Pulci :

> A dirtel tosto (1)
> Io non credo più al nero ch'all'azzuro,
> Ma nel cappone, o lesso, o vuogli arrosto,
> E credo alcuua volta anco nel burro
> Nella cervogia, e quando io n'ho nel mosto,
> . . . .
> Ma sopra tutto nel buon vino ho fide
> E credo che sia salvo chi gli crede (2);
> MORG. MAG.

(1) A te dire vrai, je ne crois pas plus au noir qu'au bleu, mais je crois au chapon, qu'il soit bouilli ou rôti. Je crois même parfois au beurre, à la bière; mais surtout j'ai grande foi au bon vin, et de plus j'affirme que celui-là est sauvé qui y croit comme moi.
Morg. Mag.

(2) Les vers suivans de lord Byron ont, de son aveu même, quelque rapport avec ceux du Pulci :

> I know not, quoth the fellow, who or what
> He is nor whence he came, and little care;
> But thi si know, that this roast capon's fat,
> And that good vine ne'er wash'd down better fare.
> *Don Juan.*

Je ne sais, dit le compère, ni qui il est, ni ce qu'il est, ni d'où il vient, et qui plus est, ne me soucie guère de le savoir; je sais seulement qu'avec ce chapon gras et ce bon vin, on ne fait jamais meilleure chère.

C'est très-bien , monsieur l'abbé ; je n'en attendais pas moins de vous ; mais je dois vous dire que , si cette saillie se trouve dans le Pulci , on trouve aussi cette vérité dans le Tasse :

Che non e fede in uom ch'à Dio la neghi (1).
Gerus. liber.

L'abbé , me voyant un peu piqué , fit un éclat de rire, se leva, salua et s'en fut. Je le laisse aller, et je termine ici cette longue lettre, en ajoutant seulement , avec le traducteur des Veillées du Château : *Mando y quiero que sirva de prologo , prefacion y dedicatoria* (2).

Adieu.

(1) On ne doit pas se fier à l'homme qui ne croit pas en Dieu.

(2) J'entends que ceci serve de prologue, d'avant-propos et de dédicace.

LETTRE II.

Vous désirez, mon cher ami, que, pour jus-
tifier quelques assertions de ma précédente, je res-
serre dans un petit nombre de pages les preuves qui
établissent l'existence d'un principe d'unité physiologique, son activité, ainsi que l'action curative des
médicamens, par une modification normale de ce
même principe, qu'ils substituent à une modification
vicieuse. Vous croyez que, sans ces considérations, il
y aurait une lacune dans mon travail, et que je
pourrais ne pas être entendu de ceux qui voudront
bien me lire. Quoique ce soient là des matières bien
rebattues, comme je suis persuadé, ainsi que vous,
que par la direction qu'on donne aujourd'hui aux
études médicales, on les a un peu perdues de vue, je
vais rappeler en peu de mots quelques principes que
les doctrines nouvelles paraissent trop faire négliger
aujourd'hui. Certes, ces explications préliminaires,
outre le rapport qu'elles ont, ainsi que vous le dites,

avec le sujet que je traite, sont plus que jamais de saison, dans un temps où, contre ce que disent les faits, rattachant aux organes les phénomènes en santé comme en maladie, on localise, non seulement les divers états morbides, dans tous les cas sans exception, mais encore les facultés intellectuelles et morales; où chaque opération de l'entendement, chaque penchant, etc., ont leur case, absolument comme chaque volume d'une bibliothèque a la sienne dans son rayon; où l'on introduit, en physiologie comme en psychologie, le physicisme le plus grossier, en même temps et le plus gratuit; où l'on déduit, en général, la vie de l'organisation, les divers actes de l'entendement des différentes manières d'être du cerveau, comme une conséquence de son principe, comme un effet de sa cause; dans un temps enfin où l'on ose écrire que la pensée n'est qu'une modification cérébrale, c'est-à-dire le cerveau lui-même modifié. Mais ce qu'il y a de plus étrange dans ces dernières assertions, c'est d'abord que, quoique personne ne dût, moins que des médecins, être accessible aux doctrines du matérialisme, ce soit cependant des médecins qui s'en fassent les apologistes, eux qui, initiés dans la connaissance de la savante et merveilleuse ordonnance de la machine humaine, devraient être pénétrés de l'existence d'un principe intelligent, immatériel, et de qui surtout on devrait pouvoir dire, avec un Allemand : *Man darf sich nur selbst recht betracten, um zu erkennen dass ein Gott ist*

(Herm.) (1). C'est ensuite que ces mêmes médecins, après être convenus que la vie ne peut pas être rattachée à l'organisation , comme à son principe (Brouss., *de l'Irr. et de la Fol.*, p. 63-64), y rattachent néanmoins l'intelligence, quoique celle-ci soit d'un ordre supérieur à l'autre ; puisque , là où il y a intelligence , il y a nécessairement vie ; tandis que là où il y a vie , il n'y a pas nécessairement intelligence. Tant il vrai que, quand on sort des faits par un point quelconque, on finit toujours par arriver à l'absurde.

Un des argumens les plus anciens et les plus forts des partisans du physicisme , contre le spiritualisme , c'est qu'il ne saurait y avoir d'action sans contact ; et comme, ainsi que l'a dit Lucrèce (*de naturá rerum*), il n'y a qu'un corps qui puisse toucher un corps , *tangere enim et tangi nisi corpus nulla potest res*, il s'ensuit qu'il ne saurait y avoir action sur la matière, de la part d'une substance immatérielle, et que, quand il y en a, elle ne saurait venir de ce dernier côté. Certes, s'il y eut jamais de sophisme, c'en est un assurément, puisque, quoiqu'il soit vrai qu'il ne peut y avoir contact que d'un corps à un corps , il est facile de prouver , même sans invoquer la dynamique, qu'il peut y avoir action sur un corps, de la part d'un principe immatériel, et par

---

(1) L'homme n'a qu'à se considérer lui-même pour reconnaître, qu'il existe un Dieu.

conséquent sans contact. N'est-il pas reconnu, en effet, en physique, que l'attraction peut avoir lieu à travers le vide ? D'ailleurs, on ne voit pas trop comment l'action pourrait venir de la matière, puisque (comme c'est aussi une vérité reconnue par les plus grands physiciens, tels que Biot, Laplace, etc.) la matière est inerte et passive de sa nature, et que, si elle agit, ce n'est que sous l'influence de conditions qui n'ont aucun caractère de la matière, ou qui, pour mieux dire, en ont de diamétralement opposées. Mais je me hâte d'arriver à ce qui fait le sujet de cette lettre.

J'ai dit, dans ma précédente, que, considérant la maladie comme une modification vicieuse, spontanée ou occasionnelle du principe de vie, je concevais l'action de nos eaux, comme substituant à ce mode vicieux une modification normale, qui constitue la santé. Ces quelques mots contiennent quatre propositions : la 1re, qu'il existe chez l'homme un principe particulier pour les actes vitaux ; la 2e, que ce principe est primitivement le *substratum* de la maladie; la 3e, que ce principe est actif ; et la 4e, que les médicamens guérissent en agissant sur ce principe. Beaucoup d'énoncés, qui sont le résultat de ma croyance à l'existence de ces vérités, pouvant avoir lieu dans le cours de ces lettres, il est nécessaire que je leur consacre quelques développemens.

Un fait bien patent, c'est que les phénomènes que présente notre machine, n'étant ni isolés, ni indépendans, ni enchaînés d'une manière nécessaire ; mais étant réglés, dirigés, disposés vers un but, selon des besoins qui naissent et changent à tout moment, il faut nécessairement en conclure, que ces phénomènes sont sous la dépendance d'une cause essentiellement une ; il faut en conclure encore, que ces mêmes phénomènes, ayant des caractères différens de ceux dont s'occupe la physique, et de ceux qu'on rapporte à notre faculté pensante, ils dépendent d'un principe particulier, inhérent au corps vivant, et diffèrent des principes ou des facultés qui président aux phénomènes physiques, comme aux phénomènes moraux ; et comme nous ne saurions distinguer les phénomènes vitaux du principe dont ils dépendent, nous sommes forcés de les considérer comme des modes d'action de ce même principe, par les mêmes règles de logique qui, en psychologie, nous font regarder les divers actes moraux comme des modes du principe qui pense en nous. Ainsi donc, l'admission d'un principe d'unité physiologique aurait pour elle l'autorité de la raison. Au reste, cette vérité est si évidente, que déjà des médecins et des philosophes des temps anciens, frappés sans doute de la différence essentielle qui distingue les phénomènes vitaux des phénomènes physiques et moraux ; et convaincus, sans doute aussi, de la nécessité (reconnue plus tard par Bacon, Newton, Leibnitz, et tous ceux qui substituèrent la méthode expérimentale à une philosophie imaginaire) de rapporter à

des facultés différentes , des phénomènes différens ,
que déjà ces médecins et ces philosophes , dis-je ,
l'avaient entrevue. En effet , Pythagore , Platon et
les stoïciens ; dans des temps plus modernes , Bacon,
Leibnitz et Cudworth , reconnurent chez l'homme
un principe, ou des principes d'action différens de
son âme pensante , principes dont l'existence fut
ensuite plus rigoureusement établie par Van Helmont, François Hoffmann , Gorter et Gaubius.

Cependant, quelle que soit l'évidence du dogme
d'un principe d'unité physiologique , on n'a pas
manqué , pour cela , d'y faire des objections nombreuses ; mais dont aucune , selon moi , ne saurait
tenir devant un examen sévère. Une de celles auxquelles on s'est le plus aheurté, est celle d'après laquelle
ce principe, n'étant qu'une abstraction , il ne saurait
exister , attendu que le sujet d'une abstraction n'est
rien ; mais de cela qu'une abstraction n'est pas quelquefois une réalité, un être , il ne résulte pas qu'elle
ne le soit jamais ; car souvent une abstraction , ou
une idée abstraite (ici l'opération de l'esprit , et le
résultat de cette opération sont termes synonimes),
souvent une abstraction est un être , une réalité.
En effet , s'il n'y a que ce qui n'a pas de propriétés
qui n'existe pas, *nullæ sunt nihili proprietates*, tout
ce qui aura des propriétés existera ; d'un autre côté,
abstraire n'est que séparer, isoler ; et si l'on ne peut
séparer, isoler des riens, on sera forcé d'avouer que,
par cela même qu'on sépare , on agit sur quelque

chose, ou que, si l'on n'agit pas sur quelque chose,
on ne sépare pas, on n'abstrait pas. Par exemple :
j'étudie les mathématiques : j'abstrais, je considère
à part et successivement chacune des vérités dont
l'enchaînement les constitue ; et chacune de ces vérités est pour moi une abstraction ; mais cette science
que j'ai étudiée, est pour moi une réalité qui résulte
des vérités particulières qui la constituent. Des abstractions sont donc quelque chose ; ou, si elles ne
sont rien ici, on sera forcé de soutenir que des non-
réalités peuvent produire une réalité, ce qui est
absurde. Au reste, il est si vrai que des abstractions
sont quelquefois des réalités, que nous leur devons
nos connaissances les plus positives ; car, abstraire,
n'est qu'analyser, et l'analyse est la principale source
de nos connaissances, comme l'a fait voir Condillac (1).

Ce qui fait, je crois, l'erreur des partisans d'une
pareille argumentation, c'est qu'ils confondent les
idées abstraites générales, avec les idées abstraites
individuelles. Les premières ne sont, en effet, que
des mots, et n'ont de valeur que par rapport à nous.
Je n'irai pas, faisant l'érudit à peu de frais, discuter
une question qui divisa jadis les écoles de la Grèce,
et, pendant long-temps, les écoles modernes, je veux

(1) On voit bien que je ne fais ici que combattre l'argument par lequel on s'attache à rejeter une unité physiologique, et que je ne
prétends pas pour cela décider la question de l'existence substantielle
de cttte unité.

dire , celle des réalistes et des nominaux ; et je fais
grâce à mon lecteur des argumens entassés par les
uns , pour prouver que les *natures universelles* ou
les *universaux* , sont , comme on le disait dans le
jargon de l'école , *à parte rei* , c'est-à-dire dans les
choses elles-mêmes ; et par les autres , pour prouver
qu'ils sont *à parte mentis* , c'est-à-dire un point de
vue de notre esprit. Il paraît que le procès a été jugé
contre les *réalistes* , et que les universaux , ou idées
abstraites générales , sont regardés , par les philosophes les plus modernes , comme des abstractions sans
réalité. En effet, tout étant un , singulier dans la
nature , on ne voit pas trop ce que serait un homme ,
un animal , le bleu , le rouge en général , et il paraît
que ce n'est là qu'une vue de notre esprit , qui considère ces qualités en tant qu'elles sont communes à
plusieurs sujets. (Ce que je dis ici des idées sensibles ,
est vrai des idées intellectuelles et morales , et la différence dans leur source , n'en fait pas une dans la
manière dont elles se généralisent). Voilà , si je ne
me trompe , les seules idées dont le concept n'est
rien , si tant est qu'on puisse dire qu'elles en ont un.

Mais si des abstractions sont quelquefois des
réalités , leur sujet est aussi quelquefois un être ; car
enfin, quand on pense à Pierre ou à Jean , c'est là
une idée abstraite individuelle , qui ne se rapporte
qu'à ces deux individus. Quand , par la contempla-
tion de l'univers , on s'élève à l'idée d'une cause première dont il n'est qu'un effet , l'idée de cette cause

première est une abstraction, en ce qu'on la sépare, qu'on l'isole de toute autre cause produisant des effets ici-bas, et le sujet de cette abstraction, c'est Dieu. Lorsque, considérant les merveilles de l'entendement humain, j'arrive à l'existence de l'unité qui pense en moi, cette unité est pour moi encore une abstraction, en ce que je la sépare, soit de mon unité vitale, soit de toute autre cause qui produit des effets hors de moi ; et le sujet de cette abstraction, c'est l'âme. Mais le sujet d'une abstraction est donc quelquefois un être, à moins qu'on ne refuse cette qualité à Pierre, à Jean, à l'âme et à Dieu ; et il serait peu logique de déduire la non-existence d'un principe d'unité physiologique chez l'homme, uniquement de ce que ce principe est une abstraction. Il n'y aurait donc pas tant à crier contre ceux qui, comme Barthez, ont penché à accorder à ce principe une existence distincte. Au reste, si, pour légitimer un pareil penchant, il ne fallait que l'exemple de noms célèbres, je citerais d'abord le plus grand nombre des philosophes et des médecins de l'antiquité ; je citerais Cabanis, proclamant que *le principe vital est une substance, un être réel* (Lettre inéd., p. 72) ; Darwin (*Zoonomia or the laws of organic life*), le faisant sécreter par le cerveau ; et son traducteur Razori le félicitant de l'avoir réalisé, et le réalisant lui-même ; Virey (*Exam. sur quel. doct. physio.*), parlant de *cette lampe interne* qui éclaire les actes de l'économie ; enfin, Broussais, Broussais lui-même, admettant une force vitale *qui se sert* de la force chimique pour organiser le corps vivant.

Ces idées nous mènent naturellement à dire un mot d'un dogme assez commun aujourd'hui, celui d'après lequel on considère (Cabanis) la vie comme le résultat de l'organisation. Les animalcules infusoires étant l'objection sur laquelle les fauteurs de ce système s'appuient avec plus de confiance, je vais en dire deux mots. Et d'abord, sans m'arrêter à des détails pour lesquels je renvoie à Buffon (*Hist. nat.*, *art. génér.*); à Needham (*Nouv. obs. micros.*); à Spallanzani (*Oposcoli di Fis-anim. e veget.*), il me suffira de dire que, quoiqu'on ait cru à ces générations spontanées, on sait depuis les travaux de J. Aromatari (*Lettera al signor Nanti*), et de F. Redi (*Sperienze intorno alla generaz. degli insetti*), que ces animalcules proviennent de leurs semblables; et Spallanzani en est si persuadé, qu'il a été (trop loin sans doute) jusqu'à soutenir que leurs germes résistaient à un feu de réverbère. Cependant les générations spontanées trouvent encore des partisans ; et l'on s'appuie sur ce que les animalcules pullulent, malgré toutes les précautions pour empêcher le dépôt des germes. Mais on répond qu'elles ne sont jamais si exactes qu'elles soient suffisantes ; et l'expérience même de Weigman, où elles sont poussées très-loin, ne prouve pas que les *Cyprides delectæ*, survenues dans un mélange d'eau distillée et de poudre de corail blanc, ne proviennent pas de germes déposés.

Aussi, les partisans de la vie, comme effet de l'organisation, se sont-ils tournés du côté des *intozoaires*,
et ils ont demandé comment les *filaires*, étendus le
long de la colonne vertébrale, les *gordiles*, logés
dans la chair des muscles, les vers hydatidaires, dans
les différens parenchymes, pouvaient provenir de
germes déposés. On a répondu que c'était par la
peau, les alimens et les boissons. Mais, admettons
que ces générations soient, en effet, spontanées : la
matière n'étant pas active par elle-même, ne faudra-
t-il pas en conclure qu'elle n'a pu s'organiser que
sous l'empire de lois qui lui sont étrangères? Cette
conséquence, au reste, reviendrait aux *molécules
organiques* de Buffon, *actives* de Dumas, *admises
en dehors de l'organisation ;* à la *force végétatrice*
de Needham, et à la cause excitatrice du célèbre
Lamarck, laquelle ne *dépend pas* des corps qu'elle
vivifie, mais *précède leur existence.*

Au reste, quelle que soit l'hypothèse que l'on
adopte sur la génération : que ce soit l'épigénésie, avec
les meilleurs esprits de l'époque, ou l'évolution, presque généralement abandonnée aujourd'hui, il faudra
toujours admettre que l'organisation commence à la
matière ; qu'elle n'est que celle-ci, disposée de telle
ou telle manière. De là, je conclus que la matière,
étant inerte de sa nature, n'a pu s'arranger elle-
même, et que son arrangement dépend de forces,
de facultés qui ne lui sont pas essentielles. Or, ces
forces, ces facultés, sont la vie dans la nature vi-

3

vante, comme l'affinité dans la nature morte. La vie a donc présidé à l'organisation ; elle l'a donc précédée. L'organisation en est donc l'effet, et non la cause.

Dira-t-on, avec Buffon, qu'il y a de la matière vivante de sa nature ? Mais en quoi consiste l'essence, la nature d'une chose ? N'est-ce pas dans cette condition, sans laquelle une chose ne peut ni exister, ni être conçue ? C'est ainsi qu'un triangle ne peut ni être conçu, ni exister sans trois angles et trois côtés; un cercle, sans un point nommé centre, également éloigné de la circonférence; la matière, sans étendue, etc. Mais celle-ci peut-elle être conçue sans vie ? certes, le marbre, le fer, ne vivent pas : la vie n'est donc pas essentiellement dans la matière ; elle n'est donc pas non plus enchaînée à l'organisation comme un effet à sa cause. Il faut donc reconnaître que la vie est une de ces forces primitives, un de ces faits principes, qu'on ne peut s'empêcher d'admettre dans le monde physique, comme dans le monde moral ; forces au-delà desquelles il n'y a rien, ou au moins on ne voit rien, à quoi on puisse les rattacher, et que vouloir les expliquer, est une des absurdités les plus anti-logiques où l'on puisse tomber.

Je finirai par rappeler deux faits, bien en opposition au système que je combats : l'un, c'est que la vie se soutient quelquefois, malgré la destruction presque complète d'organes essentiels ; tandis que, quelquefois aussi, elle disparaît sans laisser la plus légère trace de lésion organique ; l'autre, est la vitalité des fluides. A ce sujet, sans m'arrêter à l'opinion des anciens écrivains, sacrés et profanes, qui plaçaient la vie dans le sang, laquelle ne me paraît pas très importante, quoique Blumenbach (*Comment. de vitâ sanguinis deneganda*) ait cru devoir l'interprêter, je renvoie, pour mes preuves, à Hervey, Glisson , et surtout à Hunter (*On the nature of the blood*), et à Barthez (*Sci. de l'homm.* chap. 7). Si, par hasard, on ne se rendait pas à l'évidence, au moins n'oserait-on pas nier la vitalité du fluide séminal.

Nous avons dit que les phénomènes vitaux ne pouvaient être conçus que comme des modes d'action de l'unité vitale qui y préside, mais alors ces modes ont pour support, pour sujet, pour *substratum* enfin, cette même unité. Et comme les phénomènes morbides ne sont que des anomalies de l'état de santé, il est clair que la maladie n'est, dans son origine, que le résultat de la modification vicieuse du principe que nous avons admis ; mais alors il est clair aussi, que les médicamens n'agiront qu'en substituant au mode vicieux d'où dépend la maladie, une modification nouvelle qui constituera la santé. Ainsi, il existerait chez l'homme un principe d'unité vitale ; la maladie consisterait en une modification vicieuse de ce principe, et les médicamens n'agiraient qu'en le ramenant à une modification normale. Voyons à présent s'il est doué d'activité.

Nous remarquerons d'abord que si, ainsi que cela est prouvé, il n'y a qu'un seul principe pour tous les phénomènes vitaux, ceux-ci ne peuvent être considérés que comme des modes d'action, ou des actes de ce même principe ; mais alors, ce principe est actif ; car il est impossible de concevoir des actes indépendamment d'un agent. Au reste, sans avoir recours à un pareil raisonnement, les phénomènes vitaux, dans l'état de maladie comme dans l'état de santé, ne prouvent-ils pas l'activité du principe qui y préside ? En effet, je demande si quand on a soigneusement évité le plus petit écart de régime ; si surtout quand on éprouve ce sentiment de bien être, indice certain de l'exercice régulier de toutes les fonctions ; si enfin quand on s'est soustrait à toute cause de dérangement, on est néanmoins pris tout à coup de maladie, il est raisonnable de la rapporter, non à l'activité de la puissance vitale, mais à l'incitation dont rien n'annonce la précession ? Et les maladies périodiques, comment les expliquera-t-on ? par l'incitation ? en aura-t-on là, sous la main, une toute prête pour chaque accès ? Et les quintes de coqueluche, qui prennent subitement l'enfant au milieu du sommeil le plus tranquille ; et les attaques d'épilepsie, qui foudroient les malheureux qui en sont atteints ; et les douleurs subites, qui assaillent quelquefois lorsqu'on est le plus étranger à toute espèce d'incitation, peut-on les attribuer à cette cause ? Ainsi, l'incitation ne présiderait pas toujours aux actes morbides. Voyons si , comme on l'a dit , nos fonctions sont le résultat d'une pareille action. Et d'abord , sans observer que l'activité en question se décèle même dans les actes que provoque l'incitation (puisque, bien loin que les réactions soient toujours proportionnées aux stimulations , il arrive souvent , au contraire , que les premières sont énormes quand celles-ci sont très-faibles , et nulles quand la puissance vitale n'y *donne pas son attention*), je prends pour exemple la circulation et la respiration , sur lesquelles je vais vous soumettre quelques considérations , seulement sous le rapport qui nous occupe. Je demanderai donc aux partisans de l'incitation , comment cette cause, dont l'effet est la contraction , peut se concilier avec la dilatation , qui est nécessairement le premier mouvement des organes qui président à ces deux fonctions ? Comment l'incitation , qui est une , produit-elle deux effets de nature opposée , inspiration et expiration dans la respiration, diastole et systole dans la circulation ? Comment, dans ces deux fonctions , les mouvemens qui les constituent étant alternatifs , et par conséquent suspendus pendant un moment , si court que vous voudrez comment , dis-je , se renouvellent-ils ? Sera-ce par une seconde , une troisième incitation , et ainsi de suite ? Mais l'ordre , la régularité des phénomènes produits, déposent contre une pareille cause, dont la marche est capricieuse , l'apparition fortuite , l'intensité variable , le caractère irrégulier. Il faut donc, ici, admettre la spontanéité, car il n'y a pas de milieu entre elle et l'incitation. Ensuite, quant à la circulation, n'a-t-on pas vu le cœur continuer de battre, quoiqu'il fût séparé de l'animal ? n'est-il pas vrai que, dans l'état normal, il n'est jamais complétement vide de sang, et qu'il en reste assez pour le stimuler ? Comment donc la diastole a-t-elle lieu ? D'après Metzger, un stimulus, porté à la fois sur les oreillettes et sur le cœur, n'empêche pas ces parties de se contracter alternativement; ainsi, l'incitation ne peut pas plus rendre raison de ces mouvemens, que le ferment de Descartes, l'effervescence de Borelli, l'explosion de Willis, etc.

Quant à la respiration, comment la déduire encore de l'incitation ? Serait-ce au moyen de l'air qui s'introduit dans le poumon ? Mais la dilatation du poumon, en précédant l'introduction, ne saurait être un effet d'une cause qui n'agit pas encore. Fera-t-on agir l'incitation sur le diaphragme ? il restera toujours à concilier deux mouvemens opposés avec une cause unique. L'incitation agirait-elle en décidant, par la contraction des intercostaux externes, la dilatation du thorax, et secondairement celle du poumon ; et leur rapetissement, par la contraction des intercostaux internes ? Mais, dans cette hypothèse, l'incitation devrait avoir une action uniformément alternative, ce qui, étant une dérogation bien marquée à ses lois ordinaires, doit suffire pour la faire exclure; et de plus, elle consacre deux erreurs bien reconnues aujourd'hui : l'une , que les mouvemens du thorax entraînent ceux du poumon , comme les branches d'un soufflet ceux de la poche qui y est fixée ; l'autre , que les intercostaux sont antagonistes. Mais , sous le premier rapport , Galien avait déjà vu que le poumon était actif dans la respiration ; et plus tard , Sennert avait prouvé qu'il se dilatait et se contractait alternativement , *virtute propriá ,* par une faculté qui lui est propre. Cette opinion fut depuis soutenue par Plater , et adoptée par Hygmore , Wollœus , F. Sylvius , G. Bartholin , Swamerdam , et enfin par de Bremont.

Pour ce qui est de la dilatation du thorax, expliquée par l'antagonisme des intercostaux , opinion émise d'abord par Galien , adoptée ensuite par Boyle, Kruger , Nicolaï, Sconberger, et surtout par Hamberger ; Haller , dans ses célèbres disputes avec ce dernier , en démontra la fausseté.

Mais , comment concilier l'incitation avec l'influence de la volonté sur la respiration ? car enfin, si cette fonction est , jusqu'à un certain point , sous la dépendance d'une faculté morale , elle n'est pas nécessairement liée à un phénomène vital , et réciproquement. Dira-t-on qu'il n'y a pas relation nécessaire entre la cause et les effets , ou que la volonté agit sur le poumon par une véritable incitation ? Mais c'est là , d'un côté , avec l'arabe Alguazéli (1) et

(1) Alguazéli ou Alguazel est le premier qui, préludant de la fameuse

Hume ensuite, nier, d'un côté, la causalité, quoiqu'il y ait des raisons péremptoires pour l'admettre ; et d'un autre, donner la solution d'un problême insoluble, au moins jusqu'aujourd'hui ; car on ne sait pas plus, en particulier, comment la volonté agit sur un muscle, qu'en général, comment le moral agit sur le physique ; et le système des causes occasionnelles de Descartes, quoique soutenu et embelli par le P. Malebranche, et celui de l'harmonie préétablie de Leibnitz, du médiateur plastique de Cudworth, enfin de l'influx physique d'Euler, sont loin d'avoir levé la difficulté.

Ainsi, faire de l'incitation la cause déterminante de tous les phénomènes que présente l'économie, soit en maladie, soit en santé, est une erreur, selon moi, insoutenable ; et cette doctrine ne donne pas plus la clef des actes vitaux, que des opérations morales ; car enfin, la question de l'incitation, en physiologie, revient, en idéologie, à celle de nos idées, résultat unique des sensations. En effet, quoique cette dernière opinion compte, en sa faveur, les noms d'Hyppocrate, de Démocrite, d'Épicure, de Lucrèce, d'Aristote, à qui on la rapporte (quoique, selon Origène, *contrà Celsum*, ce soient les stoïciens qui l'aient introduite en philosophie), plus tard, ceux des philosophes scolastiques qui, presque tous,

argumentation de Hume, ait nié toute relation de cause à effet. Il fut réfuté par Averrhoës. (Voyez de Gérando, t. IV, p. 224.)

adoptèrent le péripatétisme, et postérieurement enfin, ceux de Bacon, Gassendi, Locke, et de notre Condillac, l'opinion opposée eut, en sa faveur aussi, l'autorité non moins imposante de l'école de Platon, et de celle d'Alexandrie, des premiers Pères de l'Église, et de MM. de Port-Royal. Ce n'est que de nos jours que, par une analyse plus exacte de l'entendement, on a montré, qu'au lieu d'une origine, nos idées en avaient plusieurs ; mais qu'en les faisant toutes exclusivement dépendantes ou indépendantes des sensations, on ramenait la question *à une disjonctive dont les deux membres sont également faux.*

Certaines gens trouveront singulières les idées que j'ai consignées dans cette lettre : ils diront que c'est là de la fantasmagorie ; mais vous qui les avez, dans le temps, pesées avec moi, vous les trouverez bien plus logiques, j'en suis sûr, que celles qu'on voudrait leur substituer aujourd'hui.

Adieu.

‚‚‚

LETTRE III.

Je l'avouerai, mon cher ami, parmi les motifs qui m'ont décidé à céder à vos instances, le plaisir de m'occuper de mon pays n'a pas été le moindre. Et quel homme, en effet, pourrait être étranger à celui de se rappeler les lieux qui l'ont vu naître, ou, pour mieux dire, qui pourrait jamais les oublier ! Ovide, exilé sur les rives du Pont-Euxin, soupira toujours après sa patrie, et exprimait le penchant qui l'entraînait vers elle, avec la plus touchante sensibilité :

Nescio quâ natale solum dulcedine cunctos
Allicit, immemores nec sinit esse suî (1).

Cervantes, qui s'est peint lui-même dans l'histoire d'un captif, se prosterne et baise la terre d'Espagne,

(1) Je ne sais quel attrait nous ramène toujours vers notre patrie, et ne nous permet pas de l'oublier.

en y rentrant après une longue absence (1). Ce jeune
insulaire, amené à Paris des contrées éloignées de
la Mer Pacifique, et reconnaissant, dans cette capitale, un arbre qui croît dans son pays, s'élance,
l'embrasse en pleurant, et s'écrie avec l'accent du
plus tendre souvenir : Otahïti! Otahïti ! Enfin, l'a-
mour du sol natal est si bien gravé dans nos cœurs,
il s'en efface si difficilement, qu'un écrivain (Veri,
Notti Romane) suppose qu'il s'étend jusque dans l'empire des morts ; et que, dans son ouvrage, les âmes
des anciens Romains, assemblées aux tombeaux des
Scipions, demandent encore des nouvelles d'une
patrie qui leur est toujours chère (2). Moi aussi,
j'aime la mienne avec passion ; et si le sort m'en
éloigna jadis, si depuis il m'en a donné une seconde,
il n'a fait en cela que doubler mes affections ; car,
si je regrette toujours celle que je quittai, je tiens
infiniment à celle que j'ai choisie. N'est-ce pas ici,
en effet, que je dois reposer un jour, à côté d'une

(1) Subimos todos a tierra y besamos el suelo, y con lagrimas de
alegrissimo contento, dimos todos gracias a Dios.

Nous débarquâmes tous, et baisant la terre, en versant des larmes
de joie, nous rendîmes grâces à Dieu.

(2) E molti concorrendo mi chiedeano : rimane ancora pietra di
nostra cita ? n'é spinta o vive la memoria ? gallegia sul diluvio dei se-
coli, alcuna insegua di lei ?

Et plusieurs se pressant autour de moi, me demandaient : Voit-on
encore quelques restes de notre cité ? Le souvenir en est-il éteint
ou vit-il encore ? Les siècles en ont-ils laissé quelques traces ?

tendre mère ? Hélas ! combien de fois, songeant à
elle, ainsi qu'à une solennelle et dernière réunion,
n'ai-je pas répété, avec une amertume qui n'était
pourtant pas sans douceur, ces vers d'un poète
allemand :

Hier wo mir nichts als du gebliebem
Hier ist mein letztes vaterland. (1)

HALLER.

Pardon, mon cher ami. Ces quelques lignes m'é-
cartent de mon sujet; mais je me hâte d'y rentrer,
et je reviens à Capbern.

Ce village du département des Hautes-Pyrénées,
de six cents âmes à peu près de population, est situé à
quatre lieues E. de Tarbes, à trois N. E. de Bagnères,
à une et demie E. de Tournay, et à une S. O. de
Lannemezan. Il est bâti sur un petit plateau qui
domine les environs, et qui par cette circonstance,
jointe à une végétation très-diversifiée, qu'une culture très-assidue contribue à y entretenir, le fait
merveilleusement contraster avec des landes de
bruyères qui la cernent au N. et à l'E., et lui ont
fait donner, sans doute, le nom de Capbern (tête
verte), qu'il justifie, au reste, très-bien. Ce village se trouve sur la route de Bagnères de Bigorre,

(1) Ici, où il ne m'est resté que toi, ici est ma dernière patrie.

qui le traverse dans toute sa longueur ; ce qui, joint
au grand nombre d'étrangers qui vont faire usage
de ses eaux, en fait un séjour assez vivant et assez
agréable pendant la saison des bains ; d'ailleurs, il
n'est pas déplaisant par lui-même, surtout au printemps et en été. Alors, en effet, on aime à voir ses
jardins, ses vergers entourés de haies vives, et entre-
mêlés de touffes d'arbres et de vignes, dont l'agréable verdure, se mariant ensemble, contraste avec
des toits de chaume répandus cà et là, qui en font res-
sortir la fraîcheur. Ajoutez que sa position à la base
des Pyrénées, sur un mamelon d'où vous plongez,
en quelque manière, dans l'espace qui est à vos pieds,
entre vous et ces monts sourcilleux, offre, sans la
faire acheter par de longues fatigues, des dangers
multipliés ou de pénibles émotions, une perspective
charmante, surtout quand on la considère du premier de la maison presbytérale. Là, si surtout vous
tournez les yeux du côté de l'occident, vous décou-
vrez un vaste amphithéâtre auquel la nature et la
main des hommes concourent à donner l'aspect le
plus diversifié.

A sylvan scene, and as the ranks ascend,
Shade above shade, a woody theatre
Of staleliest wiew (1).

MILTON's *Parad. lost.*

(1) Scène champêtre, où les arbres, cime snr cime, ombrage sur
ombrage, forment un lointain dont les yeux sont charmés.

En effet, d'un côté, et au-dessous de vous, des villages épars, des maisons isolées, des clochers solitaires,
des ravins profonds, des forêts antiques, des champs
cultivés, des prés verdoyans; de l'autre, et au-dessus
de cet immense tableau, les différentes chaînes des
Pyrénées qui s'élèvent en masses majestueuses, et
qui, de leurs pics bleuâtres et décharnés, sillonnent
irrégulièrement un horizon lointain. Tout cela fait
que Capbvern est dans une position des plus heureuses;
en outre, depuis dix ans environ, ce village est bien
changé; car, au chaume noir et enfumé qui lui
donnait un aspect triste, pauvre et malpropre, a
succédé aujourd'hui le toit d'ardoise, qui lui donne
un air aisé et riant. Quelques maisons, que l'on bâtit
en ce moment, ajoutent à ce changement heureux.
Encore quelques constructions de ce genre, et Cap-
vern deviendra un des plus jolis villages du canton.

Tel qu'il est aujourd'hui, il ne paraît pas très-
ancien; les maisons du moins annoncent toutes une
construction moderne. Cependant le nom de Capbvern,
caput verinum, se trouve, à ce que m'en a dit le
respectable M. Picqué d'Avezac, mon premier maître
et mon ami, dans des transactions en latin barbare
qu'il avait vues, et qui remontaient à des temps bien
reculés. Dans l'enquête faite en 1300, pour savoir
combien le Bigorre pouvait donner de revenu, il est
parlé de Capbvern sous le nom de *Capite brevi* (voy.
Marca, liv. IX, chap. XV), et il paraît qu'il y eut
très-anciennement dans ce village, au quartier de

Sère, une communauté religieuse, dont, quoiqu'on ne connaisse ni la règle, ni le temps où elle commença, ni celui où elle finit, une tradition immémoriale atteste pourtant l'existence, laquelle est d'ailleurs confirmée par des tombeaux en pierre, que des fouilles faites, il y a 20 ans, firent découvrir dans ce quartier. Aujourd'hui, on n'y trouve plus qu'un grand tas de pierres, restes sans doute des bâtimens qui y étaient autrefois ; et les ruines d'une chapelle qu'on y voyait encore, il y a 50 ans, laquelle avait été bâtie en mémoire de la communauté dont nous avons parlé, et où l'on faisait jadis, dans le même objet, une procession qui est tombée en désuétude.

Outre ces particularités, qui semblent attester l'antiquité de Capbvern, ce village a possédé jadis un château fort, dont les épais fondemens et les fossés profonds existent encore sur un mamelon appelé *Castérieou* (quartier du château), où l'on a trouvé, dans le temps, des épées, des ustensiles de cuisine, et qu'on a converti en un bosquet, aussi agréable par une perspective qu'on découvre de cet endroit, et dont je viens de parler, que par la fraîcheur de l'air qu'on y respire. Ce château aurait même existé antérieurement à celui de Mauvezin, s'il fallait en croire un lettré du pays (M. Pailhé-Hara, de Mauvezin), lequel prétendait avoir lu dans une ancienne chronique, bien déchirée, bien enfumée, et en caractères gothiques, que c'était le château de Capbvern

qui avait donné à celui de Mauvezin (contraction de
mauvais voisin) le nom qu'il porte encore aujour-
d'hui ; et cela , à cause du caractère inquiet, har-
gneux , agressif de la garnison de celui-ci , et des
attaques injustes que l'autre aurait eu à en souffrir.
Pour moi , je crois à l'existence de cette chronique ,
comme à l'histoire de la troisième sortie de don Quichote , qu'on aurait trouvée *en los cimientos derri-
bados de una antigua ermita*, dans les fondemens
d'un vieux couvent qu'on démolissait, ou comme au
manuscrit de l'Épicurien de T. Moore, qu'il découvrit,
comme il l'assure, dans une visite qu'il fit au monas
tère de St.-Macaire. *In a visit he paid to the monas-
tery of St.-Macarius.*

Mais , sans insister davantage sur des considérations, d'ailleurs assez futiles , relatives à l'antiquité
plus ou moins reculée du village de Capbvern , ob-
servons qu'il est peu de positions aussi avantageuses
pour la santé. En effet , dominant , comme nous
l'avons dit , tous les alentours , ouvert dans tous les
sens, et par cela même, accessible à des courans qui
y agitent et y renouvèlent souvent l'atmosphère ,
l'air y est constamment pur et serein , exempt de
brouillards , d'émanations ou de miasmes malfaisans ;
en un mot , il a les qualités voulues par les auteurs
d'un code jadis fameux , quoique rédigé en un langage quelquefois bien barbare.

Lucidus et mundus tibi sit habitabilis aër
Infectus neque sit nec olens fœtore cloacæ. (1)

Sch. Saler.

La température y est agréable, quelquefois un peu vive; et cette dernière qualité domine tellement toutes les autres, que parmi les maladies, d'ailleurs assez rares, qui s'y déclarent, les neuf dixièmes au moins, sont sthéniques ; aussi m'est-il quelquefois arrivé d'avoir eu à y traiter des fièvres périodiques et des paralysies par une méthode purement antiphlogistique. Cette qualité de l'air, à Capbvern, rend peut-être raison d'une particularité assez curieuse, observée de tout temps, dans ce village; c'est que les jeunes personnes goîtreuses, qui y viennent des villages bas et humides des environs (Bonnemason, Bourg), y guérissent infailliblement, après quelques années de séjour. Ne dirait-on pas que la condition atmosphérique ou autre, qui substitue à la modification constitutive du goître, une modification qui l'exclut, agit ici d'une manière analogue à la puberté, qui juge, comme on sait, les maladies du système lymphatique, affectées à l'enfance? On sait que le goître est une affection de cet âge, développée le

(1) L'air pour être sain doit-être pur et transparent, exempt de miasmes et d'émanations corrompues.

plus souvent sous l'empire de causes éminemment débilitantes.

Il serait peu philosophique, sans doute, de rapporter exclusivement à l'air un avantage aussi précieux ; et il est plus raisonnable de penser qu'il est dû au concours heureux de plusieurs circonstances; l'air, la boisson, les alimens et l'exercice, tout doit y contribuer. L'eau, par exemple, qu'on boit à Capbvern, est excellente. Aux propriétés, éminemment dissolvantes, dont elle jouit par elle-même, viennent s'ajouter les propriétés toniques, que lui donne encore l'usage modéré qu'on y fait généralement du vin. Le fonds de la nourriture consiste en salé (peu de viande fraiche), le seigle, le maïs, l'orge, l'avoine, le mil (rarement le froment pur), la pomme de terre, les différens légumes verts et secs, enfin les plantes potagères ; tels sont les alimens qu'ils doivent au règne végétal, et qui, par le degré même de résistance qu'ils offrent aux forces digestives, et le travail qu'ils leur occasionnent, doivent nécessairement produire sur l'estomac une impression fortifiante, dont toute l'économie doit se ressentir. Ajoutez que les travaux agricoles dont on s'occupe à Capbvern, avec une rare activité, sont pour les habitans l'occasion d'un exercice dont rien né saurait les distraire ; l'hiver même ne peut les retenir à la maison, et un froid intense est pour eux un appât de plus pour les attirer au grand air. Il n'est pas rare, en effet, de les voir alors, la bêche ou la hache à la main, entasser à force, la terre qui doit fertiliser leurs champs ; ou abattre, fendre et dé-pécer le chêne qui doit réchauffer leur foyer ; en sorte qu'ils semblent suivre à la lettre ces conseils d'un poète médecin :

Non tamen ardenti semper conclusus in aulâ
Sollicitus turpi fugias formidine frigus.
Sperne gelu juvenis ; cœlo formantur aprico
Membra...... (1)

GEOF. HYG.

Ainsi, la position de Capbvern, et le genre de vie qu'on y suit, doivent également contribuer à donner à l'habitant une constitution robuste, une fibre dis-posée aux réactions ; en un mot, introduire chez lui une diathèse sthénique, incompatible sans doute avec une disposition aux affections du système lympha-tique, ou qui juge celles-ci lorsqu'elles existent; et c'est ainsi, je pense, qu'on doit concevoir l'avantage que les goîtreux retirent de leur séjour dans ce village.

Le terrain n'est pas, à Capbvern, d'une qualité supérieure. Assez pauvre, en général, il n'est pas partout cependant également mauvais. Autour du

(1) Ne vous renfermez pas toujours dans une habitation chaude, de crainte d'un trop grand froid. Jeune homme, méprise la gélée ; car tes membres se fortifieront en plein air.

village , surtout au midi , au nord et au couchant ,
dans un rayon d'un quart de lieue à peu près , il est
d'une nature passable ; mais celui qu'on trouve à
l'*Est* , et qui , depuis la grande route de Tarbes ,
borde des deux côtés le chemin de Bagnères , celui-là
est partout froid et léger ; aussi les blés n'y résiste-
raient guère aux gelées intenses et précoces , si l'on
ne réservait principalement pour lui, tous les moyens
de fertilisation. Ces moyens sont la marne et le fu-
mier , qui y sont d'une nécessité indispensable : la
première , pour remédier à la légéreté du terrain ,
et lui donner une compacité qui le mette à l'abri des
hivers rigoureux ; l'autre , pour le réchauffer et
suppléer à son défaut de humus ou terre végétale.
Aussi , doit-on à ce genre de culture des récoltes
magnifiques , dans un fonds où , sans cela , on ne
léverait que du mil et de l'avoine ; et cette plaine
qui réjouit aujourd'hui la vue par la force , la fraîcheur et la variété de sa végétation , n'était-elle ,
avant que des soins assidus et opiniâtres l'eussent
vivifiée , qu'une terre désolée où l'œil attristé du
voyageur ne se reposait que sur la sombre bruyère,
l'humble genêt ou la simple fougère. Aussi observe-
t-on, depuis qu'on se sert de la marne, à Capbvern,
que ce village , qui était pauvre avant cet usage , est
devenu aisé , riche même ; et qu'il peut rivaliser
aujourd'hui, sous le rapport de ses ressources, avec
les communes où le sol est d'une nature bien supérieure.

L'homme est à Capbvern d'une taille moyenne, souvent même au-dessous ; mais ordinairement bien proportionnée. Rarement y trouve-t-on de ces difformités, si ordinaires dans les grandes villes ; ses chairs sont d'un tissu ferme et serré ; ses muscles prononcés et ses formes passablement développées ; aussi jouit-il de beaucoup de force et de vigueur. En général, la peau est d'un brun foncé, surtout au visage ; soit que cela tienne aux travaux pénibles auxquels il se livre sans ménagement dans toutes les saisons, soit que cela dépende de son tempérament, qui est le sanguin sans mélange, porté à un très-haut degré. Il a les cheveux et les yeux noirs, les dents bien conservées, la bouche saine ; ses traits sont communs ; mais s'il n'a pas la beauté en partage, au moins annonce-t-il une santé robuste, et il faut convenir qu'en ceci, les apparences sont presque toujours d'accord avec la réalité. Ces caractères physiques, chez l'homme, ont beaucoup de rapport avec ceux de la femme ; aussi observe-t-on peu, chez elle, ces formes moelleuses, ces contours gracieux, cette souplesse d'organisation, en un mot, qui tiennent à la dominance du tissu cellulaire, à une exubérance lymphatique ; et la femme a-t-elle quelque chose des goûts et des allures de l'homme. On la voit souvent, en effet, le suppléer dans les travaux les plus pénibles, et quelquefois le vaincre dans des jeux où il exerce sa souplesse et sa vigueur.

L'habitant de Capbvern est d'un caractère gai,

tourné à la plaisanterie ; il plaisante même agréablement. Il est un peu rude dans ses formes , mais ce
défaut est amplement racheté par des avantages solides ; car la franchise et la droiture font la base de
son caractère. Rarement sait-t-on y cacher ce qu'on
pense , et toujours on y pense ce qu'on dit ; les sub-
terfuges , les voies détournées n'y sont du goût de
personne ; on y observe exactement sa parole, et on
porte , dans toutes les transactions , une probité sévère. Irascible à l'excès , l'habitant de Capbvern a
une grande tendance à exhaler cette disposition en
voies de fait. Les femmes même ne sont pas exemptes
de ce défaut , et l'on n'y a pas encore oublié le temps
où elles s'ameutèrent à tel point , contre les Messieurs
d'Asson de Chelle , qui voulaient y faire valoir certains droits , qu'elles leur auraient fait un mauvais
parti , s'ils n'avaient pris celui de gagner les champs.
Cependant les habitans de Capbvern sont bons , hu-
mains , hospitaliers , et ce n'est pas chez eux qu'on
trouvera ces êtres dégradés et froidement féroces ,
qui ont effrayé naguère des populations paisibles ,
autant par l'atrocité d'un crime horrible commis en
plein jour , que par l'impunité qu'assura aux coupa-
bles , malgré l'évidence des charges , un juri anti-
social.

Les animaux domestiques , à Capbvern , sont les
mêmes que ceux qu'on trouve ailleurs dans le département ; mais les quadrupèdes , comme les oiseaux
de basse-cour , y sont tous d'une petitesse de taille

remarquable. Quant aux animaux sauvages, depuis les différentes exploitations de la forêt de Kersan, on ne voit plus, dans le territoire de Capbvern, ni le sanglier, ni le blaireau ; les loups même y sont devenus très-rares. Le lièvre et le renard sont les seuls qui attirent encore les chasseurs. Parmi les oiseaux stationnaires, on distingue la perdrix rouge et grise, le merle, la grive, la pie, et une infinité de petits oiseaux de la famille des *passeres*. Les oiseaux de proie sont le milan, la buse, le faucon, l'épervier. On y trouve aussi, dans les différentes saisons, beaucoup d'oiseaux de passage. Les principaux sont le canard, la bécasse, le vanneau, le pluvier, le courlis, la canepetière, l'outarde ; mais surtout la caille et le ramier. Ces deux espèces y sont l'objet de chasses aussi amusantes que fructueuses : celle de la première surtout est si attrayante, qu'on a vu dans le temps, à Capbvern, un baigneur, presque aveugle, se faire conduire sur les champs par son domestique, et là dirigeant ses coups du côté du bruit que faisaient les cailles en partant, être assez heureux pour en rencontrer bon nombre. Quant aux ramiers, c'est surtout le procédé qu'on met en usage pour les prendre, qui en rend la chasse amusante : c'est en se couvrant d'une branche, qu'on arrive sur eux, quelquefois à une distance telle, qu'une bonne partie de nos étourdis voyageurs, succombant sous le plomb mortel, devient victime de son imprudente sécurité.

Le règne végétal est si pauvre dans le territoire de Capbvern, qu'il n'offre aucun intérêt au botaniste ; mais, à défaut de plantes rares, la commune possède de belles forêts de chênes. Au village, le pommier, le noyer, le cérisier ombragent le toit du propriétaire ; les fruitiers tiennent peu de place dans son potager, le plus souvent, au reste, très-resserré. Quant aux plantes herbacées, à part les différentes céréales, elles y sont, comme je l'ai déjà dit, sans intérêt, et de plus assez rares, excepté pourtant la fougère, qui croît dans le territoire de Capbvern avec une abondance peu commune. Cette particularité me rappelle une anecdote assez plaisante, dont je fus témoin, chez M. Uzac, à Bagnères, où je dînais avec un de mes amis. Celui-ci, que quelques rasades mettaient en pointe de gaîté, m'ayant demandé si les asperges (c'est ainsi que nous désignons les fougères, quand elles commencent à poindre) avaient belle apparence, cette année, à Capbvern : « Magnifique, docteur, lui répondis-je, et s'il ne vous en faut que quelques centaines de journaux, je me charge de vous les faire avoir à un bon prix ». — Monsieur veut rire sans doute, dit à ces mots, un bourgeois qui me parut aussi épais d'esprit que de corps. — Pas du tout, monsieur, je vous jure, répondit froidement mon ami. Il est si vrai que les asperges croissent chez monsieur, par journaux et sans culture, qu'elles communiquent aux eaux minérales de sa commune, les propriétés dont elles sont

douées dans les affections des voies urinaires. —
Parbleu, monsieur, j'en suis ravi. Figurez-vous que
je suis ici, depuis quinze jours, pour des coliques
néphrétiques, et que je ne me suis pas encore aperçu
qne les eaux m'aient fait rendre le plus petit grain
de sable. Je crois, entre nous, qu'elles ne valent
pas mieux que celles de l'Adour, avec lesquelles,
au reste, on dit qu'on les mêle le plus souvent. Je
veux essayer de celles de Capbvern ; et si je n'en
éprouve pas de bons effets, j'aurai du moins *le plaisir
de manger des asperges* que j'aime à la folie, et de
m'en donner à cœur joie. — Je crevais dans ma
peau ; mais ce qu'il y eut de plus plaisant dans cette
affaire, c'est que mon *bec-jaune* vint à Capbvern,
d'où je m'exilai pendant quelques jours, pour ne pas
me trouver court en asperges.

Adieu.

LETTRE IV.

J'ai lu dans un auteur anglais, Sadler, qu'un empereur tartare ayant fait arracher les yeux à un rajah qu'il avait vaincu, celui-ci conserva néanmoins une telle adresse à tirer de l'arc, qu'il ne manquait jamais son but, pourvu qu'une voix ou un bruit quelconque, qui en partait, lui en indiquassent la place. L'empereur, ayant ouï cette merveille, voulut voir par lui-même l'adresse du rajah. On plaça derrière le but une personne qui cria *tire*; mais le rajah répondit avec un air de mépris, qu'il n'obéirait qu'aux ordres de son vainqueur. Alors l'empereur, ayant donné l'ordre de tirer, reçut dans son cœur la flèche de son malheureux captif : *He was instantly obeyed*, dit l'auteur anglais, *and receved in his heart the arrow of his injured captive.* Ce fait n'est pas plus incroyable que celui du chasseur dont j'ai parlé dans ma précédente, et sur lequel vous m'avez manifesté quelques doutes ; ainsi que sur l'homme des asperges, dont le cas èst pourtant exactement et rigoureusement vrai.

La source de Capbvern jaillit à une demi-lieue S. O. de ce village, dans un vallon très-resserré, où l'on arrive, en descendant une côte, quelquefois assez rapide, qui conduit dans un petit bourg appelé *Houncaoude* (fontaine chaude), nom qu'il portait, à ce qu'il paraît, déjà au 12e siècle; puisque, dans la charte de translation de l'abbaye de l'Escaledieu, il est parlé du ruisseau de Gourgue (formé en partie de l'eau de Capbvern), sous le nom de *rivulus Gurgœ, qui aqua calida appellatur.*

Le vallon de Capbvern se dirige, de l'E. à l'O. Des deux côteaux qui le forment, l'un, au N., était autrefois d'un aspect assez sauvage, soit par le peu de verdure qu'il offrait, soit par des morceaux d'un roc grisâtre qu'on découvrait çà et là, et dont la couleur triste n'était que rarement relevée par quelques touffes d'arbrisseaux qui s'élevaient de leurs anfractuosités. Aujourd'hui, sans doute par les soins un peu plus sévères de l'administration forestière, ce coteau commence à se couvrir de feuillage, moins cependant que son voisin opposé. Celui-ci, d'où s'élève un épais taillis de bois de hêtre, présente, dans toute son étendue, un amphithéâtre de verdure, et donne à tout le vallon un air de fraîcheur et de vie, qui en fait désirer le séjour à ceux qui recherchent les lieux solitaires et silencieux. Au fond de ce vallon, coule un petit ruisseau qui, après avoir roulé ses eaux

limpides à travers les roches et les cailloux, va se
jeter dans l'Arros, à demi-heure à peu près, du lieu
d'où il était parti. Sous le lit de ce ruisseau, et à
quelque distance au-dessous des moulins qu'il fait
moudre, on trouve une grotte nommée *grotte des
Fées* (tute de las Hades), et dans laquelle, ainsi
que dans celle où Ismin conduisit jadis Soliman, ceux
qui la visitaient autrefois :

Chini pria se n'andar : ma quella grotta
Più si dilata, quanto più s'interna;
Si ch'asceser con agio, e tosto furo
A mezzo quasi di quel l'antro oscuro. (1)

GERUSAL. C. X.

D'après une antique tradition du pays, c'est là que
les sorcières de la contrée faisaient leurs enchantemens, de préférence pendant les nuits obscures et
pluvieuses de l'hiver. Souvent on avait entendu leurs
hurlemens épouvantables se mêler aux sifflemens
des vents; on avait même vu leurs grimaces affreuses,
leurs gestes diaboliques, et la manière dont elles pro-
cédaient à leurs détestables enchantemens. Aujour-
d'hui cette tradition est oubliée, et c'est, tout au plus,
si quelques anciens du village se la rappellent encore.

(1) Ils étaient contraints d'abord de marcher presque en rampant;
mais la voûte s'élevant à mesure qu'ils avançaient, ils marchaient
ensuite avec plus de facilité, en sorte qu'ils arrivaient bientôt au
milieu de cet antre obscur.

Avant que la hache eut dévasté ces lieux (1), ce
ruisseau qui, presque partout, était ombragé, offrait
de loin en loin, sur ses bords, par l'entrelacement
du viorne de la vigne sauvage et des tiges du hêtre,
des berceaux tellement épais, que les rayons du soleil
n'y pouvaient pénétrer. Combien de fois, avant d'a-
voir quitté ces lieux où j'avais mes dieux Péna-
tes, n'ai-je pas bravé la chaleur du jour dans ces
réduits tranquilles! combien de fois, attiré par l'obscure fraîcheur de ces ombrages, doucement impres-
sionné par le bruit du feuillage que le zéphir agi-
tait mollement, le gazouillement des oiseaux et le
murmure d'une eau qui fuyait sans retour, ne m'y
suis-je pas livré à des réflexions tristement philosophiques, ou à des rêveries attendrissantes! Vallon,
où j'ai passé une partie des jours de ma paisible enfance, de mon orageuse jeunesse, et les plus heureux
momens de ma vie, votre souvenir fait encore palpi-
ter mon cœur; et jamais je ne vous revois, sans
éprouver les plus agréables émotions; jamais je ne
vous quitte, sans désirer de vous revoir encore, et
sans m'écrier, avec le chantre de Ferrare :

> Care selve beate!
> . . . .
> Di riposo e di pace alberghi veri!
> Oh quanto volentieri

(1) En 1817, je crois, on rasa entièrement le taillis de la colline
méridionale.

A rivedervi i'torno, e se le stelle
Mavesser; dato in sorte
Di viver a me stesso, e di far vita
Conforme alle mie voglie,
Io gia co' campi elisi,
Fortunato giardin de' semi dei,
La vostra ombra gentil non cangerei. (1)

GUARI... *Past. fid.*

Aujourd'hui, ces berceaux de verdure se sont à peu près renouvelés ; la nature, par sa faculté créatrice, a remplacé les ombrages détruits par de nouveaux ombrages ; et la commune, ayant recouvré la propriété de son établissement dont elle avait été injustement dépouillée, ne restera plus étrangère à des lieux où ses intérêts sont confondus avec ceux de l'humanité.

C'est dans la partie inférieure du vallon, que les arbres croissent avec plus d'abondance. Dans la partie supérieure, ils deviennent plus rares ; et au lieu des jeunes pousses du taillis dont nous avons parlé, on trouve des arbres à haute futaie, dont quelques-uns offraient déjà, avant d'avoir succombé sous les coups de l'impitoyable cognée, les noms de ceux qui les visitèrent jadis, et des emblêmes tels qu'ils faisaient

(1) Chères et heureuses forêts ! asile de paix et de repos, avec quel plaisir je vous revois encore ! ah, si le ciel m'avais permis d'être à moi-même et de vivre d'une manière conforme à mes goûts, je n'aurais pas changé vos frais ombrages contre l'Elysée des dieux.

croire que , de même que sur les hêtres qui prêtaient leur ombre tranquille à ce berger fortuné dont parle le Tasse , plus d'une nouvelle Herminie ,

> Segnò l'amato nome in mille guise ;
> E de' suoi estrani ed infelici amori
> Gli aspri successi in mille piante incise :
> Ed in rileggendo poi le proprie note,
> Rigò di belle lagrime le gote. (1)
>
> GERUSAL... C. VII.

Mais si , dans cet endroit , notre vallon n'offre plus les abris d'une feuillée hospitalière , la vue ne laisse pas encore que d'y être récréée par des tapis de verdure qui se déroulent sur des prairies qui bordent le chemin qui y conduit , et dont l'agréable fraîcheur fait deviner, à l'étranger qui le visite , la belle végétation qu'il ne voit pas encore. On trouve pourtant, à la hauteur où notre vallon commence , à quelque distance du ruisseau dont nous avons parlé , et au fond d'un petit pré en mamelon , quelques trembles qui , mariant leurs rameaux à ceux du chêne qui croît avec eux , forment , sur un gazon humide de fraîcheur , un ombrage obscur qui invite à s'y reposer. Je ne vois jamais ce lieu charmant , sans m'imaginer qu'il doit ressembler à celui où l'extravagant

_____

(1) Elle grava sur leur écorce le nom de celui qu'elle adorait, ainsi que l'histoire de ses amours, et sentit des larmes humecter ses joues, en relisant ensuite les caratères qu'elle venait de tracer.

héros de Cervantes , envoyant son crédule écuyer
vers la dame de ses pensées , voulut , en attendant
son retour , imiter le malheureux comte d'Angers ,
trahi par la belle Angélique , ou le célèbre Amadis
de Gaule , délaissé par la fière Oriane , et sans me
rappeler ces lignes du spirituel auteur Espagnol :
*Corria por su falda un manso arroyuelo y hacia
se per toda su redondes , un prado tan verde y vi-
cioso que daba contento a los ojos que le mira-
ban.* (1)

Le sommet des deux collines , entre lesquelles se
trouve l'établissement de Capbvern , est en grande
partie cultivé , et contribue , par cela même , à répandre, dans le vallon, une agréable variété. Ce n'est
pas sans plaisir , en effet , que considérant les pro-
ductions qui l'embellissent , on porte ses regards
tantôt sur des arbres touffus , tantôt sur des moissons
ondoyantes , qui sont remplacées plus tard par la
pomme de terre , le mil et le maïs ; tantôt , enfin ,
sur des prés d'une fraîche verdure. Mais ce sont là
des jouissances que l'étranger doit à la seule nature ;
car , à l'établissement près , l'art a fait bien peu de
chose à Capbvern. Il eût été pourtant bien facile de
tirer parti des lieux tels qu'ils sont , au moyen de
quelques travaux que la commune eût facilement
exécutés. Les promenades surtout , qui sont si néces-

(1) On voyait à sa partie inférieure un ruisseau tranquille et tout
autour un pré verdoyant du plus agréable aspect.

saires près des établissemens d'eaux minérales, manquent presqu'entièrement à Capbern : cela est d'autant plus étonnant, qu'on aurait pu en peu de temps,
et à peu de frais, en établir de fort agréables. Celle
qu'on pratiquerait, par exemple, au fond du vallon,
le long du ruisseau, ne serait-elle pas charmante? et
les sentiers tortueux qu'on ouvrirait sous la feuillée
du côteau, en face des maisons, et qui s'élèveraient en
serpentant jusqu'à la marge du taillis, ne seraient-
ils pas d'une fraîcheur délicieuse? Mais on devrait
surtout rendre plus praticables les deux tracés qui
existent au couchant de l'établissement, et qui se di-
rigent, l'un vers la source du Bouridé, dont les
baigneurs font si souvent usage, l'autre vers la forêt de
M. Brau-Hauban de Ricaud. Ces travaux auraient
pour résultat de rendre, d'un côté, plus commode
l'accès d'une source précieuse, dans beaucoup de cas;
et l'autre, de faciliter les approvisionnemens de bois
de chauffage, si nécessaire dans tous les temps, mais
indispensable surtout à la source pendant la saison
des eaux. Il y aurait même cet autre avantage, sous
ce dernier rapport, que la source du combustible
venant à s'agrandir, les arbres de notre vallon, que
les besoins journaliers forcent de mettre à contribution, seraient plus ménagés, et seraient, par cela
même, un moyen de plus de jouissance pour les
étrangers. Et puis, dans un vallon aussi resserré que
le nôtre, les ombrages ne sauraient être trop multipliés ; la chaleur y devient très-fatigante en été, soit

par la réverbération réciproque des rayons solaires, par les versants opposés des deux collines qui le forment, soit à cause de l'élévation de ces mêmes collines qui, ne pemettant pas aux vents frais d'y pénétrer, les fait souffler dans une région bien supérieure à celle des habitations, et tient par là, l'atmosphère dans un état d'immobilité dont elle n'est tirée, de loin en loin, que par le vent pluvieux du couchant, qui souffle parfois d'une manière très-violente. Aussi, faute de pouvoir se procurer commodément un peu d'ombre, l'étranger est-il obligé, la plupart du temps, de se claquemurer dans sa chambre où, pour atténuer quelque peu l'incommodité qu'il éprouvait, il m'était souvent arrivé de lui faire suivre, en tout ou en partie, les conseils suivans :

Tu sapiens extrema cave; si flammeus ardet
Phœbus, et excicat sitientes Syrius agros,
Depressi pateant adverso sole penates :
Sparge domum lymphis; plenæque liquoribus urnæ
Mollibus exultent herbis, malvâque virenti,
Et tenui lactucâ queis comes additur uda
Populus, humescensque alnus frondesque salignæ. (1)

Au reste, malgré cet inconvénient qui disparaîtra, j'espère, bientôt, le séjour à la source n'est nullement

(1) Si l'ardent Syrius dessèche et brûle les champs, que ta maison soit ouverte du côté opposé à ses rayons. Arrose souvent ; et que des vases pleins d'eau soient fournis de plantes fraîches, telles que la mauve, la laitue, les feuilles de peuplier, d'aulne et de saule.

insalubre ; et quoique l'air y soit bien plus chaud qu'au village , il n'y est pas pour cela moins pur ; la grande déclivité du sol étant incompatible avec la stagnation des eaux , et les émanations malfaisantes ne pouvant , par cela même, altérer l'atmosphère , dont la pureté est d'ailleurs entretenue par une végétation très active et très étendue.

Le petit bourg de Capbern se compose de sept ou huit maisons seulement. Leur date , qui ne paraît pas ancienne ; l'état du sol , qui était tel quand on commença à y bâtir, qu'il ne paraissait pas qu'il y eût jamais eu d'autres habitations ; tout doit faire croire que nos eaux furent d'abord exploitées du village ou d'ailleurs. Les premiers logemens qu'on y fit , ne remontent guère qu'à 80 ou 90 ans ; tous les autres sont d'une époque bien plus récente; il est dommage qu'ils ne soient pas plus nombreux , et surtout que les propriétaires n'aient pas le goût ou le soin de les mieux tenir ; car , il faut en convenir , on n'est pas bien à Capbern. Néanmoins , il serait injuste de faire peser exclusivement, sur les habitans de notre vallon , la cause d'un pareil inconvénient. Elle tient encore à des circonstances que je dois m'abstenir de signaler , mais dont la fâcheuse influence se fera sentir , tant que l'administration supérieure n'interviendra pas pour les faire cesser.

Ce que j'ai dit , dans ma seconde, des mœurs, des habitudes et du régime des habitans de Capbern , peut s'appliquer , en partie , à ceux de la source. On

observe néanmoins , chez ces derniers , moins de
rudesse dans le caractère , et plus de souplesse dans
leurs relations sociales: cela tient certainement aux rapports qu'ils ont avec ceux qui fréquentent leurs eaux ;
comme aussi à des complaisances et à des égards
journaliers , dont leurs intérêts leur font une loi
d'abord avec les étrangers, et, par suite, une habitude
avec tout le monde.

Le besoin d'exercice et le défaut de promenades
sur les lieux , font que les baigneurs en cherchent
quelquefois de lointaines. L'ancien château de Mauvezin , et le couvent de l'Escaledieu , sont souvent
le sujet d'excursions curieuses de leur part ; et peu
se retirent sans avoir visité ces restes de la féodalité
et du zèle religieux , dans notre pays. Nous dirons
deux mots sur le premier de ces monumens , laissant
les détails sur l'autre , pour la lettre suivante.

Le château de Mauvezin est bâti sur une monticule très-escarpée , et n'est accessible que du coté de
l'E. Il consiste en un carré spacieux et en une tour
carrée aussi , adossée à la partie orientale de l'édifice
qui en dépasse les murs de la moitié de la hauteur
au moins. Au côté méridional de cette tour , on voit
les restes d'un massif en maçonnerie , qui servait
jadis de point d'appui au pont-levis qui conduisait à la
porte d'entrée du château ; celle-ci se trouve placée
bien plus haut que les fossés. On voit au-dessus une
pierre taillée en carré long , où on a sculpté un
sphynx qui est encore aujourd'hui bien conservé.

Autrefois on voyait ces mots sur les murs extérieurs du château : *Phœbus me fecit.*

Cette inscription semblerait faire supposer que le château de Mauvezin n'a été bâti que quand le Bigorre passa à la maison de Foix , c'est-à-dire vers le quinzième siècle. Il paraît cependant qu'il remonte à une époque bien plus reculée , et qu'il n'a pu être bâti par aucun des comtes de Foix , qui portèrent le nom de Phébus. En effet, il n'a pu l'être sans doute par ce Gaston Phébus, héritier des droits de Constance de Moncade , sur le Bigorre , et qui vivait vers le milieu du quatorzième siècle , puisqu'à cette époque , le Bigorre était en séquestre entre les mains des rois de France. François Phébus, fils de Gaston , beau-frère de Louis XI , né vers 1468 , pourrait peut-être, avec quelque vraisemblance , passer pour le fondateur du château de Mauvezin , si, d'un côté, on ne savait pas qu'il mourût très-jeune , et encore sous la tutelle de Magdelaine de France , sa mère ; et si , d'un autre, l'histoire ne nous apprenait pas que ce château existait long-temps avant lui. En effet, dans la guerre qui eut lieu en 1080 , entre Centulle Ier, comte de Bigorre, du chef de sa femme Béatrix , et Sanche, vicomte de Labarthe, son vassal, celui-ci, vaincu par son suzerain , se soumet à subir , devant Centulle et son épouse , un jugement pour son fief, soit à Mauvezin , soit à Castelbajac ou ailleurs. En 1232 , Bozon de Matas , en discussion avec Bernard de Comminges , au sujet des droits de Pétronille ,

femme du premier, sur la succession de Comminges,
livre le château de Mauvezin, pour assurance de son
adhésion au jugement des arbitres choisis par les
parties intéressées. En 1236, le château de Mauvezin
est remis, par Esquivat de Chabanes, entre les mains
du comte de Foix, arbitre entre ce même Esquivat
et Gaston de Moncade, qui se disputaient le Bigorre,
pour assurer l'exécution de la sentence à intervenir.
En 1257, ce même Esquivat hypothèque à son épouse,
Agnès de Foix, vingt mille sols morlans, sur le château et viguerie de Mauvezin. En 1258 ou 1259, il
fait donation (simulée), par contrat entre vifs, au
comte de Leycester, son oncle, Simon de Monfort,
du comté de Bigorre ; s'obligeant à lui délivrer sur-
le-champ, le château de Lourdes et de Mauvezin.
En 1360, on voit la garnison de Lourdes commandée
pour le prince de Galles, dit le prince Noir, par
Pierre-Arnaud de Béarn, se joindre quelquefois à
celle de Mauvezin, et pousser fort loin ses expédi-
tions contre les troupes du roi de France.

Ainsi, le château de Mauvezin remonterait au
moins au temps de Centulle I.er, c'est-à-dire au XI.e
siècle, peut-être même à une époque plus reculée.
Il est à présumer, en effet, qu'ainsi que tous les
autres châteaux dont on voit encore aujourd'hui les
ruines, il fut le résultat de l'organisation politique
du pays, et qu'il faut en fixer l'origine à celle de la
féodalité (1), ou au moins à l'érection du Bigorre en

(1) Je ne la rapporte pas, pour cela au temps des Gaulois, chez qui

comté héréditaire, au IX.ᵉ siècle. Déjà, sous les premiers rois de la 3.ᵉ race, le sol français était hérissé de châteaux qui, selon toutes les apparences, avaient été bâtis bien avant. Comment, en effet, se passer de ces forteresses, dont les propriétaires étaient autant de tyrans, dans des temps où on avait à se prémunir contre les irruptions assez fréquentes des pays voisins; dans les temps où, pour prélever les redevances féodales, les seigneurs étaient forcés de stipendier des gens armés; dans des temps où l'on voyait souvent éclater des guerres, non seulement entre suzerains, mais encore entre ceux-ci et leurs feudataires eux-mêmes; dans des temps, enfin, si regrettés encore de quelques intéressés, où les grands ayant la liberté, ou, pour mieux dire, la licence de tout faire, ne prenaient conseil que de leur ambition, dévorés qu'ils étaient de cette soif terrible de dominer, qui a été la source de tant de malheurs pour les peuples?

L'inscription que nous avons rapportée, ne devrait donc pas être prise à la lettre, et il ne faudrait, selon toutes les apparences, l'entendre que de la restauration du château de Mauvezin, pendant la tutelle de François Phébus, sous sa mère Magdelaine. Cette restauration, à cette époque, est d'autant plus pré-

quelques-uns trouvent les premiers vestiges de la féodalité, tandis que Montesquieu en fixe la naissance à la conquête des Gaules par les Francs, et Mably aux rois de la 2ᵉ race.

sumable, que, parmi tous ces restes abandonnés de la féodalité en Bigorre, il est un des mieux conservés.

Le château de Mauvezin était regardé, après celui de Lourdes, comme le plus fort du pays ; et le chroniqueur Froissard, je crois, prétend que *ce chastel n'est prenable senon par long siège.* Le duc d'Anjou, frère de Charles VI, l'assiégea en 1373, du temps que notre contrée était désolée par les guerres entre la France et l'Angleterre, et dont la Guienne était le sujet : c'était le brave Raymonet de Lespée qui y commandait pour le prince noir, si fameux parmi nous, par les désastres qui amenèrent le malheureux traité de Brétigny. On conçoit qu'à une époque où la poudre n'avait pas encore été découverte (elle ne le fut, je crois, qu'en 1375), les assiégés se soient tenus pendant six semaines ; qu'ils ne se soient rendus que lorsqu'il leur advint *que on leur tollit l'eau d'une part du puits qu'ils avaient, qui siet au dehors du chastel, et les cisternes qu'ils avaient là dedans seschèrent.* Aujourd'hui, une pareille forteresse ne résisterait pas un jour à notre artillerie. Cependant, encore en 1567, c'est-à-dire plus d'un siècle et demi après le siége du duc d'Anjou, à l'époque de ces guerres de religion auxquelles Montluc et Montgommeri donnèrent un caractère si atroce, un brigand du parti protestant, Jean Guilhem, de la vallée d'Aure, regardait le château de Mauvesin comme assez fort pour songer à le surprendre, et en faire le centre et le boulevard de ses brigandages militaires.

Tel qu'il est aujourd'hui, noirci par huit siècles au moins, auxquels il a résisté, ce château inspire encore de l'intérêt. Qui pourrait, en effet, le contempler avec indifférence, lorsqu'on songe aux vicissitudes, aux bouleversemens auxquels il a assisté ! Debout peut-être aux jours de l'usurpation de Hugues, il a vu, comme des météores rapides, s'évanouir la grandeur et souvent, hélas ! la misère de ses successeurs ; il a vu s'évanouir, comme une ombre, ces ruineuses et dévotes excursions en Palestine qui, commencées sous Philippe Ier, continuèrent sous Louis VII, Philippe-Auguste, Louis IX, et ne finirent que sous Philippe III ; il a vu les astuces sanguinaires de Louis XI, la belle âme de Louis XII, l'héroïsme malheureux et chevaleresque de François Ier, les atrocités de Charles IX, l'hypocrisie de Henri III, la paternelle bonté de Henri IV, l'orgueil fastueux de Louis XIV, les touchantes infortunes du roi-martyr, la grandeur du colosse d'Ajaccio, le retour de Louis XVIII, l'exil de Charles X, enfin les belles journées de juillet. Puisse-t-il ne jamais les voir obscurcies.

Les visites au château de Mauvezin et à l'Escaledieu, ne sont pas les seules excursions auxquelles se livrent nos baigneurs. Souvent aussi le besoin d'exercice, et le désir de jouir de cette belle perspective que j'ai signalée au commencement de ma seconde, les attire au presbytère de Capbern, d'où on peut la contempler mieux que d'aucun autre

endroit. Combien de fois, quand j'étais encore habitant de la source, n'y avais-je pas accompagné quelqu'un de nos buveurs d'eau! et M. Santubéry, le
pasteur d'alors, nous faisait toujours avec plaisir les
honneurs de sa maison. Je dois même avouer que,
par la manière dont il s'y prenait, il n'était pas la
pièce la moins curieuse que nous avions vue dans
notre voyage. C'était, en effet, un être si hétéro-
clite, qu'il nous amusait long-temps encore après
l'avoir quitté. Au demeurant, bon prêtre, mais lési-
neux à un tel point que, dans le seul repas qu'il
donnait, une fois par an, à quelques-uns de ses pa-
roissiens, et à deux ou trois chapeaux noirs du pays,
il partageait son café avec ces derniers, sans en offrir
aux autres. Il avait été, dans le temps, déporté à
Sinamarie, et il avait écrit la relation de son voyage;
mais ce qu'il y a de plaisant en cela, c'est qu'il n'entendait pas son livre, dans les détails de sphère et de
géographie que celui qui l'avait rédigé y avait semés.
Malgré cela, il se croyait un talent unique pour
la chaire, et Dieu sait s'il y était grec. Je n'oublierai
de ma vie que, prêchant un jour sur la circoncision,
il fit rire tous ses auditeurs, parmi lesquels il y avait
beaucoup de dames, en leur expliquant ce qu'il y
avait de manuel dans cette pratique de la loi judaïque.
La haute idée qu'il avait de sa capacité faisait qu'il
était extrêmement tenace dans ses opinions. C'était
au point que M. de Neirac, notre évêque à cette
époque, voulant l'engager à faire quelqes succone-

sions à un vicaire qu'il lui avait donné , et le curé s'y refusant obstinément , l'évêque le menaça de l'interdire. *Vous en êtes le maître assurément , Monseigueur ,* lui répondit-il ; *mais , dans tous les cas , vous ne m'interdirez pas la soupe ;* et il sortit, comme on dit , *insalutato hospite.* Depuis lors , l'évêque le laissa tranquille.

    Adieu.

LETTRE V.

Je vous écris, mon cher ami, sous le coup de l'impression qu'à produite en moi, l'épouvantable tentative du 28 juillet. Je tremble encore, quand je songe aux suites funestes qu'elle aurait eues, si elle avait réussi. Que de bouleversemens, que de réactions, que de malheurs enfin, n'aurait-elle pas causés ! *non senza guerre esiziali, e memorabili sciagure, furono mai fondati o destrutti o tras feriti i diademi d'all' una all' altra generazione.* (1) Cependant la perspective de toutes ces calamités, n'a pu arrêter l'auteur ou les auteurs de l'infernale machine ! infernale en effet, car depuis la conspiration des poudres, sous Jacques II, en Angleterre, où il s'agissait de détruire, du même coup, le roi, les ministres et le parlement, en faisant sauter l'édifice où ils devaient s'assembler, on n'avait rien vu

(1) Les couronnes ne sont jamais établies, détruites ou transportées d'une génération à une autre, sans entraîner des guer es désastreuses ou de grands malheurs.

d'aussi diabolique. On met ici, assez généralement, cet événement, sur le compte de l'aristocratie nobiliaire. (1) Il est vrai que ces gens là sont incorrigibles, et qu'il n'y a rien de plus ridicule que leurs anciennes prétentions. Ne les poussaient-ils pas en effet, jusqu'à traiter le tiers état, c'est-à-dire la nation, comme on traitait autrefois, dans ces contrées, les descendans des restes de ces hordes barbares, commandées par l'émir Abdérame, et qui succombèrent en partie, aux environs de Tours, sous le fer de Charles-Martel, et sous celui de Missolin, dans la lande Mourine, près d'Ossun? (2) Ces gens-là n'avaient-ils pas des églises pour eux, séparées de celles où allaient prier les *Villains*? Au rapport de Jacques de Vitry, historien du xvie siècle, un prédicateur noble, croyant s'avilir, en traitant ses auditeurs de *chrétiens mes frères,* ne commença-t-il pas son sermon par ces mots : *canaille chrétienne?* Un Clermont-Tonnerre, évêque de Noyon, assisté au lit de la mort, par un ecclésiastique qui lui disait, entre autres choses : *Il s'agit ici Monseigneur, de la damnation éternelle,* ne lui répondit-il pas: *Monsieur, Dieu y regardera à deux*

(1) Les débats du procès Fieschi, ont prouvé que cette opinion était injuste.

(2) Il s'agit ici des cagots. J'adopte à l'égard de leur origine, l'opinion du président de Marca, comme la plus générale. On sait qu'il y avait dans les églises, pour cette caste malheureuse, une porte et un bénitier particuliers.

fois, avant de damner un homme comme moi ?
Ces gens-là ignoraient-ils donc, que le juge suprême,
ne laisse à chacun que le mérite de ses œuvres? Au
reste, rendre responsable de l'attentat de Fieschi, un
parti quelconque, c'est porter à son égard un jugement au moins prématuré. Et puis, n'y a-t-il pas
des hommes si profondément pervertis, qu'ils font
le mal, pour le seul plaisir de le faire? A quoi
peuvent te servir les habits du passant, dit chez
un fabuliste Allemand, le saule au buisson : *nichts,
sagte der dornstrauch. Ich will sie ihm auch nicht
nehmen; Ich will sie ihm nur zerreissen. (Lessing,
der dornstrauch.)* (1) Mais je laisse ces misérables
vieilleries d'un temps qui ne peut revenir, pour
vous entretenir de la source de Capbern.

Cette source jaillit au pied de la colline septen-
trionale, tout près du petit ruisseau qui coule au
fond du vallon ; et sous un roc calcaire, qui n'offre
rien de particulier, si ce n'est quelques veinures de
couleur d'ocre, couleur qu'on retrouve encore, sous
forme de dépôt, sur les pierres qui servent à en-
caisser la source dans l'intérieur du bâtiment. Ces
deux circonstances avaient fait présumer que les
eaux de Capbern contenaient un principe ferru-
gineux ; et cette présomption avait été changée en

(1) A rien dit le buisson Aussi ne veux-je pas les lui prendre; je
veux seulement les lui déchirer (*Le Buisson* de LESSING.)

certitude par les expériences de MM. Lordat et
Rozières ; lorsqu'en 1807 M. Save assura que les
eaux de Capbern étaient exclusivement satines.
M. Latour, pharmacien à Trie, vient de confirmer
l'opinion de Rozières et Lordat.

La source de Capbern est une des plus belles des
Pyrénées. M. Magendie, avec qui je la visitai en
1815 (1), ne put s'empêcher de se récrier en la
voyant. Son volume est tel, qu'elle pourrait suffire à
l'entretien de 60 baignoires au moins. En été, le
ruisseau est quelquefois tellement réduit, qu'on peut
dire qu'elle alimente, à peu près seule, un moulin
qui sert à la plus grande partie du village.

L'eau de Capbern est d'une limpidité remarquable ; elle est parfaitement inodore, mais un peu fade
au goût. Quelles que soient les pluies et la sécheresse,
son volume est toujours le même. Avant la construction de l'établissement, la nature l'avait si bien
encaissée, que jamais les eaux pluviales n'avaient
troublé sa transparence. Depuis qu'on a ouvert son
canal, pour y en substituer un en maçonnerie, les
pluies fortes et longues, altèrent sa limpidité, mais

---

(1) Je n'oublierai jamais la complaisance, la bonté, la simplicté,
avec lesquelles ce médecin, un des plus célèbres de l'époque, voulut
bien répondre aux éclaircissemens que je lui demandai, pendant le
temps bien court que durèrent nos rapports ; tant il est vrai que
les prétentions ne sont jamais le caractère d'un mérite transcendant.

n'accroissent jamais son volume. Elle dissout parfaitement le savon et cuit facilement les légumes.

Des gens dont je ne soupçonne nullement les intentions, ont trouvé, dans cette circonstance, des eaux pluviales troublant sa transparence, la preuve que les eaux du ruisseau s'y mêlaient. Mais une pareille prétention est au moins irréfléchie, car le ruisseau coule de l'Est à l'Ouest ; la source, du Nord au Midi. La rapidité de son jet est bien supérieure à celle du ruisseau, dont le cours tranquille et lent, a lieu dans un lit bien inférieur au niveau de la source ; enfin, et cette particularité est décisive, le ruisseau devenu bourbeux, par des circonstances indépendantes des eaux du ciel, n'a jamais altéré la transparence de notre source. Quoiqu'il en soit, il est indispensable, pour avoir ses eaux pures, d'exécuter à l'endroit où elles traversent le chemin, des travaux tels que les eaux pluviales ne puissent y filtrer.

L'eau de Capbern est thermale, quoiqu'à un faible degré. *Plongé dans cette eau, le* 30 *octobre* 1807, dit M. Save, *le thermomètre de Réaumur, marquant neuf degrés pour la température de l'atmosphère, s'éleva à* 20 *degrés, apèrs une heure d'immersion.* Il n'est pas étonnant, dès lors, que tous les baigneurs ne puissent pas la supporter. Il en est cependant qui s'y baignent à la température naturelle, mais ce n'est pas le plus grand nombre.

Le hasard qui avait présidé à la découverte des

eaux de *Bagnoles*, de *Carslbad* et de bien d'autres, présida aussi à celle des eaux de Capbern ; et voici comment : *Timpaneau*, chien excellent, de la meute d'un nobillon qui chassait habituellement aux environs de notre source, y buvait et s'y baignait chaque jour. Il fut guéri d'une maladie qui n'était pas due, sans doute, à un excès de nourriture. Grandes rumeurs dans tous les castels du pays. Quelque temps après, *Lafleur*, serviteur aussi zélé que fidèle, tombe malade, peut-être par les mêmes causes que Timpanau. Pourquoi ne l'enverrait-on pas à la source salutaire ? Tant fut dit et répété que Lafleur y alla, revint guéri, et fut encore, comme par le passé, le valet de chambre, le cuisinier, le palefernier, le cocher et le jardinier de Monsieur. Telle est la tradition du pays.

On ne connaît pas l'époque où les eaux de Capbern commencèrent à être fréquentées. Il n'y a guère que 80 ans que la commune fit bâtir, près de la source, une maison qui existe encore, et qui n'était pas bien propre à y attirer les baigneurs. Ce ne fut guère que lorsque ma famille y eût bâti, qu'on commença à voir à Capbern des étrangers de distinction, et une affluence plus considérable. Depuis notre maison, on en a bâti d'autres, qui ont multiplié les logemens au point, qu'on peut recevoir à la fois deux cents étrangers.

On croit généralement dans le pays que l'usage des eaux de Capbern ne remonte pas à une époque très reculée; cependant, d'après un savant archéologue de nos jours (Du Mége; *Monumens religieux des Volsces Tectosages, des Garumni et des Convenæ.* Paris, 1814), elles auraient été connues déjà du temps que les Romains occupaient *Lugdunum Convenarum*, aujourd'hui St-Bertrand; car il prouve que c'est à Capbern qu'il faut fixer la position des *Aquæ convenarum*, indiquées dans l'Itinéraire d'Antonin, comme étant sur la voie romaine, *ab aquis tarbellicis* (Dax), *Tolosam, à quinze milles de Lugdunum Convenarum.* Le savant géographe Danville (*Notice de la Gaule*), malgré quelques observations qui semblent combattre l'opinion de M. Du Mège, semble cependant la partager, puisqu'il s'attache à prouver que Capbern a pu autrefois faire partie du Cominges; et que, dans sa carte de l'ancienne Gaule, il marque quatre lieues à peu près de distance, entre Capbern et *Lugdunum* (1). Quant à ce que Capbern pourrait avoir, dans le temps, fait partie du Cominges, sa position dans un recoin qui fait saillie dans ce pays, sous le nom de Nébousan, semble devoir faire admettre une pareille délimitation. Ainsi, l'usage des eaux de Capbern serait plus ancien qu'on ne se l'imagine vulgairement. Qu'oiqu'il en soit, il s'est passé bien du temps avant qu'on

(1) Si l'on retranche de cette distance, les sinuosités présumables que devait faire cette route dans un pays très-montueux, on aura une diminution qui réduira cette distance de ce qu'elle semble avoir d'exédant, sur celle qu'on compte aujourd'hui.

ait rien écrit sur leur compte. Le premier, je crois, qui en ait parlé est M. de Froidour, qui dans ses mémoires manuscrits, parle de la source de Capbern. En 1772, Buchos leur consacra quelques lignes, dans son *Dictionnaire Minéralogique et Hydrologique de la France.* Lomet, officier du génie militaire, en dit aussi quelques mots, dans son *Mémoire des eaux minérales des Pyrénées.* Enfin Poumier (*Analyse et propriétés des eaux minérales et thermales)* en fit une analyse assez exacte, s'il faut en juger par celle de M. Save. Avant ce dernier, MM. Lordat et Rozières firent sur les eaux de Capbern, des expériences qu'ils n'ont jamais publiées. Enfin M. Abadie, dans son *Itinéraire topographique et historique des Pyrénées*, 1819, et M. Fourcade dans son *Album des Pyrénées*, 1835, ont chacun consacré un article aux eaux de Capbern ; et M. Latour, pharmacien à Trie, vient d'en faire une analyse qu'il doit bientôt publier. Le D. Carrère *(Catalogue des eaux minérales*, 1785), et M. Dubernard père, de Toulouse (*de aquis mineralibus medicis)*, ont encore plus ou moins signalé les eaux de Capbern. M. le professeur Alibert a aussi consacré, dans son *précis des eaux minérales*, un article à celles de Capbern, où l'on ne sait lequel admirer le plus, ou de son inexactitude ou de sa sévérité.

Les médecins du pays qui ont écrit sur les eaux de Capbern sont : M. le Dr Brun, de Trie, dont le manuscrit est perdu ; et M. le D. Picqué d'Avezac, médecin d'un mérite distingué, et qui fut enlevé, bien jeune encore, à la contrée qui avait le bonheur de le posséder. Il a laissé, sur les eaux de Capbern, un mémoire dont je possède une copie, et qui contient des observations intéressantes, appuyées sur des considérations qui décèlent un esprit aussi sage qu'éclairé. Le D. Peyriga son neveu, et mon condisciple, m'a ausssi fourni quelques observations, qui, jointes aux miennes et à celles de M. Picqué, me mettront en fonds, pour conduire ma tâche à sa fin.

Après avoir parlé des propriétés physiques de nos eaux, et avant d'aborder ce que j'ai à dire sur leurs propriétés chimiques, j'aurais dû peut-être, entrer dans des considérations, sur la minéralisation et la thermalité des eaux minérales. Ce double phénomène, en effet, est un des plus intéressans qu'offre le globe que nous habitons; mais comme les explications qu'on en a données, ne reposent que sur des conjectures, plus ou moins plausibles, vous trouverez bon que je passe de suite, à ce que j'ai à dire, sur l'analyse chimique, appliquée aux eaux minérales.

En exposant sur ce point, une opinion qui heureusement, ne m'est pas personnelle, je vais heurter, je le sais, des idées généralement reçues; car les miennes à cet égard, sont diamétralement opposées à celles des personnes qui, en fait d'eaux minérales, regardent les analyses chimiques, comme indispensables.

Je puis me tromper, j'en conviens; mais les autres le peuvent comme moi. En fait de sciences, comme en fait de religion, il en est, et beaucoup peut-être, qui reçoivent leurs idées par tradition, les conservent par habitude et les défendent sans examen. Quelle que soit l'autorité de Bergmann, d'après qui, *connaître la composition d'une eau minérale, c'est pour ainsi dire, dévancer l'expérience*, ou de tel autre chimiste, qui veut que la réputation de ce même agent, ait besoin pour s'étendre, d'être appuyée sur la science qui *prévient et dirige la pensée du médecin*, je vais vous faire part des raisons que j'ai pour être d'un avis contraire. Il me semble que dans beaucoup de circonstances, on a accordé trop d'importance à la chimie. Quelles lumières, par exemple, a-t-elle répandues dans les phénomèmes de la respiration ? A-t-elle encore apprécié la différence qui existe entre l'air respirable et celui des marais pontains? Junker, disciple distingué de Stahl, n'avait-il pas quelque raison quand il disait : *chimiæ usus in mediciná ferè nullus ?* (1)

Et d'abord, les prétentions des chimistes relativement à l'utilité de l'analyse d'une eau minérale, sont, je crois, de décomposer celle-ci, en ses principes minéralisateurs, afin de déduire, de l'action expérimentalement comme de ces mêmes principes dans l'économie, les propriétés médicales du

_____

(1) L'usage de la chimie en médecine est à peu près nul.

composé analysé. Or je soutiens qu'une pareille analyse sera illusoire dans son but, infidèle dans ses
moyens, erronée dans ses résultats. Elle sera illusoire dans son but, si le chimiste opère sur une eau
à substances inconnues dans leur nature, et dans
leur action sur l'économie; car il est évident qu'alors
son travail ne pourra fournir au médecin, aucune
induction pratique. Elle le sera de même, si, comme
c'est le plus ordinaire, le chimiste opère sur une
eau dont les composans seront connus, dans leur
nature et dans leur action thérapeutique, parce
qu'une eau minérale où dominera telle substance dont
l'expérience aura constaté l'utilité contre telle ou telle
maladie, ne la guérira pas pour cela, et en guérira
d'autres au contraire, qui n'auront, expérimentalement parlant, aucun rapport thérapeutique avec elle.
C'est ainsi par exemple, que Laraillère à Cauterets,
peu chaude et très sulfureuse, est souvent efficace
contre les rhumatismes et rarement contre les affections cutanées; tandis que beaucoup de dartres
et peu de rhumatismes guérissent à Luchon, quoique l'eau y soit peu sulfureuse et très chaude, et
que d'un autre côté, Bonnes, très sulfureuse et peu
chaude en même temps, ne guérit ni les rhumatismes ni les maladies de la peau.

Mais comment une eau minérale pourrait-elle
retenir les vertus de chacune des substances miné-
ralisatrices, lorsqu'il est reconnu, en chimie, que la
combinaison de plusieurs principes entre eux, donne

naissance à un composé dont les propriétés n'ont aucun rapport avec celles des corps composans. N'est-il pas clair qu'une pareille loi met les chimistes en contradiction formelle, avec leurs principes, lorsqu'ils veulent déduire les vertus d'une eau minérale, des élémens qui la constituent?

Enfin, et comme mon ami, le Dr Camus, l'a établi le premier, une eau minérale étant ingérée ou absorbée, non pas dans quelques uns seulement, mais dans tous ses élémens, il est palpable qu'elle doit-être regardée comme un médicament simple, agissant absolument de la même manière que l'opium ou le quinquina, lesquels, quoique réunissant en eux, d'autres principes que le sédatif et le fébrifuge, agissent néanmoins en calmant la douleur, ou supprimant la fièvre.

L'analyse chimique, illusoire dans son but, sera de plus infidèle dans ses moyens. Quels sont, en effet, ses moyens de décomposition? Le feu, les réactifs.

D'après le premier de ces moyens, on procède par la distillation ou l'évaporation. Sous le premier rapport, pourra-t-on se flatter d'avoir conservé tous les principes? Il paraît que non. Car Vauquelin et Thyerri n'ont jamais pu venir à bout de constater par ce moyen, dans les eaux de Bagnoles, l'hydrogène sulfuré que l'odorat y découvre cependant d'une manière sensible. Sous le second rapport, n'est-il pas clair qu'il y aura nécessairement déperdition de substances? et M. Save aurait-il exactement trouvé,

par ce moyen, les deux poignées de sel de cuisine,
qu'on lui mit, dans l'eau de Capbern qu'il devait
analyser? (1) Mais outre ces inconvéniens, une forte
dose de calorique, ne doit-elle pas modifier le jeu
des affinités chimiques, et favoriser, par cela même,
la décomposition des substances qui existent, et la
composition de celles qui n'existent pas? Mais alors
qui pourra assurer que, l'analyse faite, on n'aura pas
un composé différent de celui qu'on examine? N'est-
ce pas là ce qui est arrivé à M. Save dans l'analyse de notre eau? En effet, ce chimiste y constate
des sels à base calcaire et à base de magnésie. Or d'après

(1) Je ne saurais passer sous silence, la manière inconvenante ou pour
mieux dire injurieuse, dont M. Save relève une pareille supercherie,
de quelqu'un qui n'était pas même de Capbern, et qui ne peut
donner, dit-il, de ses habitans, *qu'une idée fatigante.* Certes il aurait
eu raison de s'exprimer ainsi, s'il avait été sûr qu'il y avait soli-
darité entre eux tous, dans l'espièglerie qu'on lui faisait. Mais de-
vait-il croire que mon frère et moi, y fussions pour quelque chose?
Quoiqu'à cette époque, je n'eusse pas fait de grandes études en chimie et que je ne fusse pas médecin, comme il le dit, j'en savais cependant assez, pour être persuadé que des gentillesses, comme il le dit
aussi, disparaissaient devant un homme comme lui, et même qu'il n'y a
rien de commun entre lui et des gentillesses. Quoiqu'il en soit, il me
semble que je devais m'attendre à un peu plus de justice ou tout au
moins de circonspection de la part de M. Save. Je puis dire même que
je lui en avais donné l'exemple; car, quoique bien des gens m'assu-
râssent qu'il n'entreprenait l'analyse de nos eaux, que pour les dé-
précier, et faire valoir celles de Sainte-Marie qu'il avait découvertes
je n'en avais rien crû. C'est donc à son égard, qu'on peut dire, en
lui appliquant ses propres expressions, *que son procédé doit donner
de lui une idée fatigante.*

une loi chimique, ces sels ne sauraient co-exister dans la même eau, parce qu'ils se décomposent mutuellement, en vertu des affinités électives doubles; et s'ils existent dans l'eau de Capbern, il faut ou que la loi n'existe pas, ou que si la loi existe, le travail de M. Save ne soit pas l'expression de la vérité.

Mais si les affinités sont puissamment modifiées par une forte dose de calorique, ne le sont-elles pas aussi, par la présence des réactifs; et n'est-il pas constant, en chimie, que souvent deux substances qui n'ont pu d'abord se combiner elles seules, se combinent, sous l'empire d'une troisième? les réactifs donc, comme le calorique, pourront avoir pour premier effet, de changer le jeu des affinités, et par cela même, de donner naissance à un composé nouveau.

En outre, le rapprochement des différentes analyses entre elles, prouve que leurs résultats sont erronnés. En effet en existe-t-il deux qui se ressemblent? Et pendant que Bayen assure que les eaux de Luchon sont minéralisées par le foie de souffre, Save ne soutient-il pas que c'est par l'hydrogène sulfuré? D'après le même Save, deux autres sources de Luchon sont salines, tandis que Bayen les donne comme sulfureuses. Vauquelin a analysé deux fois les eaux de Plombières, et deux fois il y a trouvé des proportions différentes, dans les principes minéralisateurs. L'analyse des eaux de St-Sauveur a donné au D. Fabas et à MM. Dassieu et Rozières des principes très-différens. On peut en dire autant de celle des eaux de Cauterets par Bordeu,

Poumier, Vauquelin, etc. M. Save n'a trouvé dans celles de Capbern, ni fer, ni silice; et M. Latour de Trie, m'a dit y avoir trouvé de la silice et du fer.

Enfin, et ceci démontre invinciblement l'insuffisance des procédés des analystes d'eaux minérales, est-il une de leurs analyses, une seule, dont la synthèze confirme l'exactitude? Si cependant, il était vrai qu'on eut surpris son secret à la nature, ce n'est qu'à l'aide de la synthèze qu'on pourrait le prouver. Et tant que cette pierre de touche ne confirmera pas leurs opérations, nous sommes en droit de dire aux faiseurs d'eaux minérales, comme quelqu'un dit dans le temps, en ma présence, à un expert du métier : « *Toutes vos compositions et décompositions ne sont que des romans en chimie.* »

Ce mot dit, il y a bien long-temps, en présence d'une vieille dévote qui faisait alors usage des eaux de Capbern, fut cause d'une scène fort plaisante qui eut lieu, entre elle et ce chimiste, qu'elle prit en effet, pour un faiseur de romans, et qu'elle apostropha en cette qualité, par les épithètes de *suppot d'enfer*, de *gibier de satan* et une infinité d'autres, non moins gracieuses, dont la kyrielle ne finit que lorsque cette nouvelle Pytonisse tomba, excédée de fatigue, sur un banc qui était près d'elle.

Il n'est pas rare de trouver dans le monde, même parmi les personnes instruites, des gens aussi prévenus que notre vieille, contre un genre de littérature tout aussi respectable qu'un autre ; toutes les fois qu'on ne le distrait pas de son but, qui est très moral. J'ai connu un jésuite espagnol, qui me disait un jour, avoir constamment interdit à ses pénitens, la lecture de tout roman quelconque, même du *Télémaque et des Exilés de Sibérie.* — Mais alors Monsieur, vous ne leur auriez certainement pas permis celle de *l'Orlando Furioso.*—Certes non Monsieur, me répondit-il. — A part tout amour propre national, vous m'avouerez lui dis-je, qu'on est encore un peu arriéré chez vous, sous le rapport des progrès philosophiques; et je serais bien trompé, ou l'on y croit toujours à l'infaillibilité du pape. — Certainement oui, et il faudrait être fou pour n'y pas croire. — Mais alors votre jugement sur *l'Orlando Furioso* est nécessairement erronné; car vous n'ignorez pas que Léon X publia une bulle, où il menaçait d'excommunier quiconque blamerait ce poème, et en empécherait le débit. L'enfant de Loyola ne sonna plus mot. Mais revenons.

M. Save a trouvé que l'eau de Capbern contenait sur 8 kilo. : 1º sulfate de chaux, 1 gros 68 grains; 2º sulfate de magnésie, 1 gros 20 grains; 3º muriate de magnésie, 2 grains ; 4º corbonate de magnésie, 1 grain ; 5º carbonate de chaux, 25 grains ; plus une petite quantité de matière insoluble.

A présent, avec ces principes constituans, faites de l'eau de Capbern. Voyez, et vous m'en direz des nouvelles. Pour moi je l'ai essayé , et j'ai obtenu un mélange qui n'était pas plus de l'eau de Capbern que de la bouillie. Ce fait me rappelle le mot d'un candidat qui soutenait une thèze sur les eaux minérales , et auquel on demandait si les eaux artificielles pouvaient ressembler aux naturelles ? Oui, dit-il , à peu près comme un singe ressemble à l'homme. *Vix magis quàm simia hominem.*

    `Adieu.

LETTRE VI.

J'ai beaucoup ri, mon cher ami, de votre boutade, contre l'auteur de l'espièglerie *pleine de sel*, qu'on fit à Capbern, à M. Save. Certes, je vous connais-sais assez, pour être sûr d'avance que vous la flétri-riez de tout le mépris qu'elle mérite ; mais, hélas ! combien sont communs, dans le monde, les senti-mens qu'elle suppose ! N'y a t-il pas même des nations chez lesquelles on dirait que la mauvaise foi est érigée en principe ? Les Chinois, par exemple, ce peuple si vanté, et qui comme le dit l'amiral Anson, *is often recommended to the rest of the world, as a patern of all kind of laudable qualities* (1) *(A voyage round the world.*), ce peuple, dis-je, n'est-il pas

(1) Est souvent présenté aux autres nations comme un modèle de tou te espèce de bonnes qualités (*Voyage autour du monde.*).

dans ce cas? En effet, le même Anson rapporte que le vaisseau amiral de l'escadre qu'il commandait, le *Centurion*, renouvellant ses provisions dans la rivière de Canton, presque toute la volaille qu'on avait achetée mourut à la fois, et qu'on la trouva pleine de pierres et de gravier, dont les Chinois l'avaient farcie, ces peuples vendant tout au poids. Je pourrais rapporter mille traits de ce peuple, aussi singuliers que celui-là. Heureusement il y a le revers de la médaille; et si les transactions commerciales des Chinois, dont parle Anson, font honte à la probité, l'impression qu'on en éprouve est effacée par la franchise et la loyauté qui présidaient jadis au commerce de certains autres peuples. C'est ainsi qu'à Porto-bello, dans une foire qui durait quarante jours, et où l'on échangeait la richesse de l'Amérique contre les divers produits des fabriques de l'Europe, jamais, au rapport de Robertson (*Histoire d'Amérique*) une balle de marchandise n'était visitée, jamais une caisse d'argent n'était comptée; et quoique ces échanges fussent pratiqués depuis bien long-temps, on ne se rappelle qu'un seul exemple de fraude. En 1658, tout l'argent monnoyé, apporté du Pérou à Porto-bello, fut trouvé altéré, par le mélange d'un cinquième de métal de bas aloi. Les marchands espagnols supportèrent toute la perte; et le trésorier du revenu du Pérou, reconnu l'auteur de la fraude, fut brûlé. Vous voyez que ce ne sont pas là, quelques grains de sel jetés dans l'eau de la source de Capbern.

Celle-ci coule aujourd'hui dans un bâtiment élé-
gant (1), qui, depuis une vingtaine d'années, a été
substitué à une petite barraque, incommode, obscure
et malpropre, dont les sept ou huit baignoires qu'elle
contenait étaient loin de suffire aux besoins du
public. L'établissement d'aujourd'hui est un carré
long de trente pas de façade environ sur une douzaine
de profondeur. Il est bâti en partie entre le chemin
qui y conduit et le petit ruisseau qui coule au fond
du vallon; et en partie sur ce ruisseau lui-même, au
moyen d'un canal en voûte, sur lequel porte le derrière du bâtiment. Celui-ci consiste en deux ailes et
un vestibule qui en occupe la partie moyenne, et dans
lequel on entre de plein pied, par trois jolies portes
placées sur le côté de cette partie de l'édifice qui longe
le chemin. Ce vestibule fait dans la façade une saillie
bornée de chaque côté par une assise de pierres de
taille, qui s'élèvent du sol jusqu'à l'entablement qui
couronne le mur de la façade, dans toute sa longueur.
Cette saillie du vestibule est couronnée elle-même par
un fronton triangulaire, dont les côtés sont formés
par des pierres de taille, qui vont se joindre à celles de
l'entablement, et qui, comme celles-ci, sont élégam-
ment façonnées. Dans le temps, on voulut placer dans

(1) Il a été construit sous l'administration de M. Gauthier d'Hau-
teserves, aujourd'hui notre député à la chambre, alors sous-préfet
de Bagnères, et qui a laissé dans l'arrondissement les plus hono-
rables souvenirs et des regrets que chaque jour légitime davantage.

ce fronton une inscription que j'avais été chargé de
composer,et que je fis en effet ; mais M. de Jahan,
alors préfet à Tarbes, ne croyant pas sans doute
qu'un homme qui avait été dénoncé et mis sous la sur-
veillance de la haute police, pour ses opinions politi-
ques, put avoir le sens commun, ne voulut pas la
laisser placer. Quoique je sois bien loin de prétendre
qu'elle rappelle le siècle d'Auguste, et que je n'attache
pas plus d'importance à la cacher qu'à la produire,
la voici telle qu'elle fut soumise à l'autorité :

> Alma diù tacitas hîc nympha vagata per umbras,
> Arcta coacta dein et sordida tecta subire ;
> Denique nunc ædes eadem sibi nacta decentes,
> Urnâ fundit aquas felici læta salubres (1).

Du fond du vestibule, partent à droite et à gauche
deux corridors, le long desquels sont les cabinets des
bains, et où l'on promène pendant le mauvais temps.
L'ingénieur aurait dû leur donner un peu plus de
largeur, car il n'y a guère qu'une partie des baigneurs qui puisse en profiter. On voit encore, au fond
du vestibule, et en face de l'entrée, deux portes,
dont l'une ouvre dans une petite chambre carrée,
servant à chauffer l'eau, dans une grande chaudière,

(1) Une nymphe bienfaisante erra long-temps sous ces ombrages
silencieux. Plus tard elle fut forcée d'entrer dans une cabane petite
et malpropre ; enfin, ayant obtenu une habitation décente, elle est
heureuse de pouvoir répandre ses eaux salutaires.

d'où partent des tuyaux pour la conduire dans les différens cabinets; et l'autre, dans un couloir qui aboutit en partie, à une chambre où le fermier inscrit les noms des arrivans et donne les heures des bains; et en partie, contient un escalier qui mène à la chambre à coucher de ce même fermier. Au milieu de ces deux portes, est la buvette. Celle-ci est à peu-près inutile, les baigneurs préférant aller boire dans le cabinet de la source.

Ce cabinet, le premier à gauche en entrant dans le corridor de l'E. renferme un bassin en pierre de taille qui contient la source en entier, alimente les cabinets des bains, la chaudière où l'on chauffe l'eau, et fournit aux buveurs, aux exportations journalières et enfin au cabinet de la douche. Ce dernier, placé du même côté que celui de la source et qui vient après, renferme comme les autres cabinets, une baignoire en marbre; mais elle est placée à un niveau bien au dessous de celui des autres. C'est dans cette baignoire, que tombe une douche d'un volume ordinaire. Cette douche descendante, la seule qui soit dans l'établissement, est loin de suffire à ses besoins; et n'est même que rarement utilisée, contre le genre d'affections qu'on y traite. Des douches chaudes, ascendantes et descendantes, des douches de vapeurs, y seraient encore indispensables.

Outre les cabinets dont je viens de parler, il y en a encore quatorze, dont huit rangés des deux côtés du corridor de l'Q. et six le long du corridor

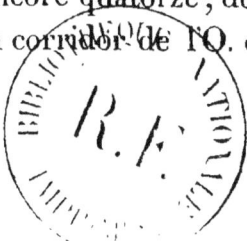

7

de l'E. Chacun de ces cabinets, contient une baignoire de marbre poli, et chaque baignoire a deux robinets ; l'un pour l'eau froide et l'autre pour l'eau chaude, dont on prend à volonté, en avertissant le fermier, au moyen d'une sonnette. Chaque cabinet est assez spacieux pour contenir deux chaises et une table. Les murs en sont blanchis avec de la chaux et les plafonds sont en voûte.

Dans la misérable baraque qu'a remplacée le bâtiment actuel, les baignoires étaient en cœur de chêne, et par cela même, selon moi, plus économiques et plus appropriées à leur destination. En effet, sous le rapport de la consommation du combustible, il est évident que l'eau dans des baignoires de marbre, devant être portée non seulement à un degré de chaleur bien supérieur à celui qu'elle doit avoir, dans les baignoires en bois, mais encore, devant conserver moins long-temps, dans les premières que dans les autres, la température qu'elle a en y entrant, il faudra une quantité de combustible plus considérable, dans le premier cas que dans le second. Ce n'est pas tout ; et celui qui se baigne sans linge, dans une cuve de marbre, est exposé aux plus désagréables sensations, s'il ne prend des précautions continuelles. Cet inconvénient est réel ; et j'ai souvent entendu des baigneurs le signaler et s'en plaindre. Ainsi, des cuves en madriers de cœur de chêne, qu'on préparerait de manière à leur enlever le principe astringent, seraient plus conformes, en même temps, aux intérêts de la commune et à ceux des malades.

Le vestibule, les corridors, les cabinets, en un mot tout le bâtiment, est parqueté de carreaux en marbre poli, parfaitement ajustés entre eux, qui permettent aux baigneurs, une circulation facile, et au fermier, de tenir l'établissement dans une propreté parfaite. Les murs extérieurement et intérieurement sont recouverts d'une couche de chaux qui donne à tout l'édifice, un aspect qui flatte agréablement la vue. Un toit d'ardoise bien soigné ajoute encore à cet effet.

Telles sont les parties qui constituent aujourd'hui l'établissement de Capbern ; mais ce n'est là, qu'une partie du plan qui en avait été dressé ; et il reste encore à construire une piscine, une chapelle, une salle de repos et une salle de billard. Il serait à désirer qu'on s'occupât bientôt des moyens d'obtenir une construction intégrale ; et ces moyens ne seraient pas impossibles à trouver. Les revenus de la commune, et l'aliénation de certains fonds qui ne sont pour elle d'aucune utilité, pourraient les fournir en peu de temps. N'est-il pas d'ailleurs à croire que ce ne serait là, que des avances momentanées, et que l'établissement, acquérant le développement dont il est susceptible, et atteignant le degré d'utilité dont il peut être, pour la commune et le public, ferait bientôt rentrer les déboursés qu'il aurait occasionnés? Mais je le répète, dans l'état même où il se trouve aujourd'hui, l'administration ne peut plus négliger certaines améliorations que j'ai indiquées, et qui, très-utiles à l'étranger, lui seraient encore infiniment agréables. Ce mot me rappelle que j'ai promis quelques détails sur l'Escaledieu. Je vais acquitter ma promesse.

L'abbaye de l'Escaledieu fut fondée vers le commencement du XII siècle, en 1137. Elle n'occupa pas d'abord l'endroit qu'elle occupe aujourd'hui; mais bien un petit domaine, dans la vallée de Campan, nommé *Cabadour*, qui fut cédé à Vaucher, abbé de Morimond, par Forton de Vic, qui l'avait reçu lui-même de Centulle II, comte de Bigorre. L'abbé de Morimond y bâtit un monastère de l'ordre de Citeaux, et y institua pour premier abbé un de ses religieux nommé Bernard, qui eut pour successeur Bernard de Labarthe, frère d'Othon, chef de la vicomté de ce nom. Bernard de Labarthe, s'ennuyant sans doute, au sein des montagnes, et voulant peut-être se rapprocher de sa famille, fit demander à Pierre de Marsan, comte de Bigorre, du chef de sa femme Béatrix, un local propre à y transférer son abbaye. Il obtint le domaine de l'Escaiedieu. C'est là qu'en 1142, selon Macaya, et 1147, selon Marca, Bernard fonda, *in honore beatissimœ virginis Mariœ*, son nouveau monastère. Le lieu était heureusement choisi. D'un côté, un plateau assez fertile, arrosé par les eaux limpides de l'Arros, dont, pour surcroit de bonheur, la truite excellente pouvait satifaire la friandise des bons pères; de l'autre, des prairies d'une fraîcheur charmante, situées le long de la rivière; une forêt magnifique, servant d'abri contre les vents du couchant et du nord; tous ces agrémens, bien dignes de préluder à la superbe maison dont on voit encore les restes, et au délicieux jardin que l'Arros baigne de ses eaux, devaient naturellement faire de l'Escaledieu un séjour bien agréable sans doute; mais aussi, peu conforme peut-être aux rigueurs de la pénitence ou aux austérités d'une règle sévère. Quoiqu'il en soit, ce qu'on en voit aujourd'hui est loin de donner une idée de ce qu'il fut autrefois, le propriétaire qui en fit l'acquisition, en ayant démoli une bonne partie. Cependant l'aile qui reste encore, a été si bien embellie, qu'on la prendrait pour un de ces châteaux modernes, où la haute aristocratie fait sa demeure.

Le couvent de l'Escaledieu a joui de beaucoup de considération, non seulement parmi les peuples, mais encore parmi les souverains du Bigorre. Pierre de Marsan l'enrichit de biens considérables. Béatrix, sa femme, assiste en 1160 à la consécration de l'église de l'Escaledieu, et donne au monastère la montagne de Durban. Pétronille, comtesse de Bigorre, dégoutée du monde, après y avoir usé cinq maris, se retire, meurt à l'Escaledieu, en 1251, et fait donation à ce couvent de divers domaines, de tous ses reliquaires, meubles précieux, vêtemens et bijoux. Esquivat de Chabanes son petit fils, ordonne qu'à

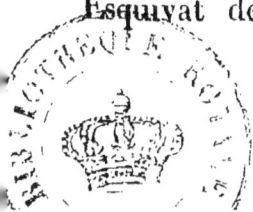

sa mort, son corps y soit transporté. Il y est transporté en effet, d'Olite en Navarre, où mourut ce
ce prince en 1283.

L'abbaye de l'Escaledieu faisait partie des états
de Bigorre, et l'on voit que frère Bonnel, abbé
de ce monastère, assiste, en cette qualité, aux états
de Bigorre qui consentirent, en 1254, au sequestre
du comté de Bigorre, entre les mains du roi d'Angleterre, moyennant que ce pays fût conservé dans
ses fors et privilèges. En 1292, Auger de Bénac,
fait partie pour le clergé, des états de Bigorre qui
adressent leurs remontrances à Philippe-le-Bel, afin
d'obtenir de ce prince, que Constance de Moncade,
fût maintenu, contre les autres prétendans, dans
la possession du comté de Bigorre; enfin, on voit
l'abbé de l'Escaledieu, faire partie des assemblées
convoquées, soit par les évêques, soit par les comtes
de Bigorre; et figurer dans les actes et transactions
qui sont de quelque importance pour le pays.

Le couvent de l'Escaledieu eut beaucoup à souffrir
des guerres de religion qui désolèrent non seulement
la Bigorre, mais encore la France entière. En 1567,
Guilhem, ce bandit de la vallée d'Aure dont nous
avons parlé ailleurs, s'en empara et le pilla, après
avoir pillé les églises de Pintac, de Ger et autres;
et y établit son quartier général, dans l'intention de
surprendre le château de Mauvezin. En 1569, il
fut encore saccagé, ainsi que presque toutes les
églises du Bigorre, par les troupes de Montgom-

méry ; et le chevalier de Bazillac se fît tuer en le défendant. Il est à croire que l'idée des richesses qu'il possédait lui attirèrent ce malheur de la part d'un chef, qui assez indifférent sans doute en fait de religion, méconnaissait même les liens du sang. (1)

Dans un temps, l'abbaye de l'Escaledieu se distingua tellement par la régularité de ses religieux et la rigidité avec laquelle elle observait la règle, qu'on la surnomma l'*Ecole de la Vertu*; et que beaucoup de personnages d'une éminente piété, la choisirent pour leur retraite. Parmi ceux-ci, on doit surtout distinguer Bertrand évêque de Comminges, qui y fit, dit-on, des miracles non moins remarquables sans doute, que celui d'avoir fait mourir *sur les bords de la Garonne*, un énorme serpent (un crocodile), en le touchant tant seulement, avec le bout d'une baguette de coudrier, et qui, sur l'attestation de ces mêmes miracles par les religieux de la maison fut canonisé sous le pontificat d'Alexandre III. Il paraît cependant que les bons pères, prêtant, un peu trop sans doute, l'oreille aux suggestions du malin, se relâchèrent tant soit peu, dans la suite, et contractèrent tellement des habitudes terrestres, que les mets exquis

(1) Le supérieur du couvent de Trie, dont il avait fait jeter les religieux dans les puits qu'on voit encore, lui ayant demandé grâce en faveur de la parenté qui les unissait ; toute la grâce que je puis vous faire, lui répondit Montgommery, est de vous faire pendre à la porte du couvent, ce qui fut exécuté.

et les vins délicieux devinrent leur principale affaire. Malgré cette circonstance, on doit le dire à
la louange de ces bons religieux, ils attirèrent tellement les faveurs du ciel sur la contrée, que la
population en éprouva la plus heureuse influence;
et que depuis leur retraite, on a observé que les
races avaient singulièrement dégénéré de leur force
et de leur beauté. Vous trouverez peut-être que
j'aurais pu passer cette particularité sous silence;
mais il me semble qu'elle est assez importante, pour
mériter d'être rapportée; d'ailleurs je me suis fait
une loi d'écrire dans les choses les plus indifférentes,
comme le dit Golsmith, *with the veracity of an
historian.* Avec la véracité d'un historien.

Je ne veux pas finir sans répondre un mot à la
critique un peu rancuneuse, que vous faites et
que d'autres feront sans doute, du passage de ma
précédente, où je parais douter de l'infaillibilité du
Pape. Pour me faire revenir de mon incrédulité,
vous m'objectez l'autorité des conciles œcuméni-
ques. Certes, je respecte infiniment ces augustes
assemblées; néanmoins je vous ferai observer qu'elles
ont quelquefois consacré les doctrines les plus
contradictoires. Il y en a par conséquent qui ont
dû errer. Mais si les conciles généraux, qui sont
la réunion des plus grandes lumières de l'église ca-
tholique, n'ont pu se garantir de l'erreur, comment
le saint-père tout seul, ne pourrait-il pas faillir?
Croyez-vous, par exemple, que le Pape Alexandre

VI, donnant le levant aux Portugais et le couchant aux Espagnols, pour prévenir leurs disputes, au sujet de la découverte du nouveau monde, ait donné une preuve de son infaillibilité, en ne prévoyant pas, comme dit le voyageur que j'ai cité au commencement de cette lettre, *that the Spaniards, by pursuing their discoveries to the west, and the Portuguese to the east, might at least meet with each other and be again imbroiled, as it actually happened with in a few years afterwards* (1) (*a voyage round the world*). Je ne le pense pas; et bien des personnes seront de mon avis. Cependant je conviens en avoir trouvé d'un avis contraire, surtout dans le clergé, et même dans le clergé français. J'ai vu entre autres, aux eaux de Capbern, il y a quatre ou cinq ans, un jeune abbé singulièrement entiché des doctrines ultramontaines. Par une suite du même goût peut-être, il avait une prédilection marquée par la littérature Italienne. Il y avait encore une troisième chose, à laquelle il tenait infiniment, c'était sa gouvernante. L'infaillibité du Pape, les auteurs Italiens et sa Cuisinière, étaien t éternellement le sujet de toutes ses conversations. C'était à tel point, qu'il finit par ennuyer tout

---

(1) Que les Espagnols, en poursuivant leurs découvertes au couchant, et les Portugais au levant, devaient enfin se rencontrer en un point donné, et en venir à des démêlés sérieux, ainsi que cela est arrivé, il y a quelques années.

le monde. Un jour, après avoir eu une dispute très-chaude, avec quelques autres prêtres, sur l'ultramontanisme, il tira l'Aminte de sa poche, et demanda à un baigneur présent son avis sur les vers suivans du Tasse : (1)

> « Picciola è l'ape
> « Ma qual cosa è più picciola d'amore
> « Se in ogni breve spazio entra, e s'asconde
> « In ogni breve spazio? or sotto all'ombra
> « Delle palpebre, or tra'minuti rivi
> « D'un biondo crine, or dentro le pozzette
> « Che forma un dolce riso in bella guancia; etc. »

Je connais, lui répondit l'autre, quelque chose de plus frais, de plus gracieux, de plus gentil, en un mot, et que vous préférez de beaucoup, si j'en crois les bruits qui circulent. — Quoi donc, demanda l'abbé? —Votre gouvernante. Il partit le lendemain.

Adieu.

(1) L'abeille est bien petite, mais qu'y a-t-il de plus petit que l'amour, qui entre et se cache dans le plus étroit espace, tantôt à l'ombre de deux longues paupières, tantôt entre les flots dorés d'une blonde chevelure, tantôt enfin, dans les fossettes que creuse un doux sourire sur de belles joues?

LETTRE VII.

Les eaux de Capbern sont bien évidemment toniques et purgatives. Elles augmentent les forces
radicales de chaque organe affaibli en particulier,
et de toute l'économie en général ; elles jouissent
d'une spécificité d'action bien marquée sur les organes
abdominaux, et possèdent la propriété d'activer la circulation de ces organes, et surtout celle des vaisseaux
hémorroïdaux et de la matrice. Leur spécificité
d'action sur le système abdominal est prouvée par la
circonstance d'agir sur ce système, lors même qu'on
n'en fait usage qu'en bains ; car alors encore, elles
purgent et poussent par urines , long-temps après
qu'on est sorti du bain.

Ce qu'il y a de remarquable dans l'action tonique des eaux de Capbern, c'est qu'elles la possèdent
sans exciter ; en effet, si on les prend dans l'état
de santé, elles donnent plus d'appétit, de force et
d'agilité, sans produire de chaleur à l'extérieur ni

à l'intérieur, sans sècheresse à la bouche, sans accélération du pouls, sans rougeur des urines, en un mot sans aucun symptôme de surexcitation.

Le docteur Peyriga, dont l'esprit observateur avait bien vu cette particularité, l'attribue à l'union intime d'un principe actif avec un menstrue aqueux. Une pareille union est loin selon moi, de rendre raison du fait, puisque certains remèdes, qui sont toniques à un moindre degré que les eaux de Capbern, s'accompagnent néanmoins des signes d'une excitation plus marquée, quoiqu'unis à un menstrue aqueux.

Les eaux de Capbern, avons-nous dit, ont la propriété de fortifier un organe affaibli. Sur un pareil énoncé, beaucoup de gens sans doute, me demanderont si je prétends les nantir d'une lettre de recommandation pour cet organe, afin qu'elles agissent sur lui, et non ailleurs. On me dira de plus qu'il n'y a pas d'organe sous-excité ou affaibli d'une manière absolue, mais seulement relativement à la surexcitation de quelque autre partie. Examinons ces deux objections en peu de mots.

Un des caractères de la faiblesse relative, consiste en ce que les agens extérieurs (sans doute en raison de la diminution de cette force que Dumas appelle *force de résistance vitale* (1) et qui consiste en ce

_____

(1) Quoique je rappelle ici cette force, dans le domaine de laquelle Dumas prétendit, dans le temps, que rentrait la force de situation fixe admise par Barthez, et qui fut entre ces deux hommes célèbres la cause de discussions assez acerbes, on ne croira

que les êtres vivans possèdent la faculté de résister à toute sorte d'actions... qui tendent à changer leur état), en ce que les agens extérieurs dis-je, portent leur action de préférence, et on peut dire exclusivement, sur l'organe relativement affaibli. C'est pour cette raison que, chez des individus dont la tête est affaiblie par de longues contentions d'esprit, et que chez des personnes dont les muscles des extrémités inférieures sont affaiblis par des marches forcées, les alimens relèvent les forces de ces organes débilités, avant qu'ils aient subi l'élaboration digestive. Ces faits d'expérience journalière, servent de base à la matière médicale, et ne prouvent pas déjà trop que les médicamens aient besoin d'une lettre de recommandation pour agir sur tel ou tel organe.

Cette faiblesse relative se lie très-souvent ou comme prédisposition ou comme cause, à une infinité de maladies. C'est ainsi que Barthez ayant à traiter des accès de fièvre qui revenaient constamment, sous l'influence d'une constitution froide et humide, et soupçonnant que ces accès dépendaient d'une faiblesse relative de la peau, les guérit par des frictions aromatiques, pratiquées sur cette partie. N'est-

pas j'espère que j'aie la prétention de juger la question. *Non nostrûm est tantas componere lites*, nous le savons. Il me semble cependant que si la force admise par Barthez rentre en effet dans celle de Dumas, il est vrai de dire aussi que la première, plus déterminée et moins vague que l'autre, exprime mieux les conditions de son existence, lorsqu'elle agit dans les muscles.

ce pas sur une pareille idée que se fonda un médecin béarnais, le Dr Novion, en détruisant par l'arrachement, le nerf d'une dent fêlée, chez un jardinier, qu'il guérit ainsi, d'attaques d'épilepsie que les orages renouvelaient toujours ?

Mais si l'on ne peut révoquer en doute la loi que nous avons établie, quant à un organe relativement plus faible, il en est une autre non moins positive et relative aux organes surexcités. Je veux dire celle en vertu de laquelle l'action des modificateurs est principalement ressentie dans un organe surexcité ; en sorte que le célèbre Dumas a eu raison de dire, qu'une partie excitée devient, comme celle qui est affaiblie, un centre d'action vers lequel tous les mouvemens des autres organes se réfléchissent. Cette seconde loi avait déjà été apperçue par Hypocrate, qui l'avait consacrée par l'expression suivante : *pars dolens trahit ;* et c'est par elle sans doute, que quelques gouttes d'une liqueur alcoolique, exaspèrent un cautère ou tout autre plaie ; que des alimens arrêtent la suppuration d'un ulcère ; et que tel individu qui est énivré par un demi grain d'opium, en supporte, dans une violente attaque d'odontalgie, une dose dix fois plus forte. (1) Ainsi deux modifica-

_____

(1) Ce fait est personnel à M. Lordat, savant professeur de l'école de Montpellier, dont notre département s'honore, et qui se distingue parmi les plus célèbres médecins de l'époque, en appliquant à l'enseignement, comme à la pratique de la médecine, la plus

tions vitales, quoique diamétralement opposées, par leur nature, ou au moins très-différentes, produiront les mêmes résultats, quant aux effets des modificateurs sur l'économie ; mais l'une de ces modifications passive de sa nature, sera l'aboutissant de ces effets par défaut de résistance ; l'autre active au contraire, et agissant comme le *Spina inflammatoria* de Wan Helmont, en deviendra le but, par une espèce d'aspiration, par une véritable attraction ainsi que le dit Hypocrate. Voilà je crois ce que disent les faits; mais ils ne disent pas que quand il y a asthémie dans un organe, il y ait nécessairement surexcitation dans un autre ; ni par conséquent que ces deux états soient toujours co-existans et dans la dépendance l'un de l'autre. Il existe en effet des maladies et en grand nombre, où, ni les symptômes pendant la vie, ni les extipices après la mort, ne prouvent pas qu'une faiblesse générale ou locale ait été le résultat de la surexcitation d'un organe quelconque. Il est, par exemple, des individus qui, au moindre changement de température, contractent un catarrhe nasal, pulmonaire ou autre, sans qu'ils aient offert aucun signe de surexcitation, ni dans les organes envahis, ni dans d'autres organes éloignés. Le catarrhe des vieillards n'est-il pas dans ce

saine philosophie. Qu'il me soit permis de saisir cette occasion pour remercier ce savant des bontés dont il me combla dans toutes les occasions, et de l'amitié dont il m'honore.

cas? Que faut-il conclure de ces faits? C'est que si les signes de la surexcitation, qui consistent en une exaltation des propriétés vitales dans le même organe ; c'est que si ces signes manquent, la surexcitation manque aussi. Dès-lors quelle est la modification vitale, qu'il faut supposer dans cette aptitude à contracter une maladie? N'est-ce pas une faiblesse relative? De plus, le succès journalier des toniques, dans les cas de faiblesse relative, ne prouve-t-il pas à lui seul, qu'elle n'est pas aussi souvent qu'on le dit, le résultat de la surexcitation? Si elle l'était en effet, ces médicamens au lieu d'agir contre elle, en vertu de cet état passif qui la constitue, tourneraient bien plutôt leur action sur l'organe surexcité, en vertu de cette aspiration dont nous avons parlé, et deviendraient ainsi, dans les cinq-sixièmes des cas, des agens qui aggraveraient le mal au lieu de le détruire. Concluons de ce qui précède que si la faiblesse est souvent le résultat d'une surexcitation organique, il est des cas aussi, et en grand nombre, où elle est primitive ou essentielle, et que c'est surtout dans ces cas, que les toniques sont utiles.

Outre leur propriété tonique, les eaux de Capbern possèdent encore une vertu, en quelque sorte spécifique, pour ramener l'action vitale de la matrice à son type naturel. M. Picqué est le premier qui leur ait reconnu cette vertu, et le D.r Peyriga l'a confirmée. C'est ainsi qu'on conçoit leur manière d'agir dans des cas en apparence très-différens, opposés même, où elles réussissent à faire reparaître les menstrues supprimées, à les modérer quand elles sont trop abondantes et à les régulariser quand elles s'écartent de l'ordre naturel dans leurs retours.

Mais, me dira-t-on sans doute, vous n'avez pas besoin de supposer pour cela, une vertu spécifique imaginaire, aux eaux de Capbern ; attendu que l'action vitale n'étant susceptible que d'augmentation ou de diminution, on doit penser que lorsqu'elles ont réussi dans les différens cas dont vous venez de parler, elles l'ont fait en ramenant, à un degré convenable, l'action de la matrice sous-excitée sans doute, et donnant lieu par cette sous-excitation, à la rétention, à la suppression, à l'abondance ou à l'irrégularité des règles ? Certes je suis loin de contester que l'anomalie du flux menstruel ne puisse dépendre d'un défaut ou d'un excès d'action vitale de l'utérus ; mais je prétends qu'il est des cas où l'on ne peut invoquer ni l'un ni l'autre de ces états. On a vu en effet mille exemples de menstrues rappelées, diminuées ou régularisées par les eaux de Capbern, sans que que rien indiquât que les dérangemens, pour lesquels on les employait, étaient sous la dépendance d'un excès ou d'un défaut de vitalité de l'utérus. Mais alors quelles inductions tirer de ce défaut de manifestation de pareilles modifications, d'un côté, et de l'efficacité des eaux de Capbern, dans ces cas, d'un autre ? N'est-ce pas irrésistiblement celle-ci ? Que cet agent a la propriété

8

de ramener la matrice à cet état normal, à cette condition vitale qui préside à l'exercice régulier de ses fonctions.

Mais est-il bien vrai que l'action vitale ne pèche jamais que par excès ou par défaut? Cette proposition qui est une des prétentions de l'époque, est si loin, selon moi, d'être démontrée, qu'on peut établir je crois, que les cas où elle est pervertie, sont pour le moins aussi nombreux que ceux où elle pèche par ces deux circonstances. Examinons quelques faits qui prouvent mon opinion. Une pareille discussion se lie de trop près, avec la dernière propriété que j'ai assignée aux eaux de Capbern, pour que je puisse l'omettre.

Pinel parle d'une femme qui entendait une suite de mots quelquefois suivis et quelquefois sans suite. On a vu des personnes très-bien portantes d'ailleurs, chez lesquelles la musique la plus harmonieuse, ne produisait aucun effet ou en produisait même de pénibles, tandis que le plus désagréable charivari ne leur faisait aucune peine. Le beau-père du fameux Charles Bonnet voyait quelquefois défiler devant lui, des régimens, et les voyait si bien qu'il pouvait décrire le costume des soldats. Un épileptique se croyait noyé de sueur, quoiqu'il eut la peau très sèche. On a le sentiment d'une double boule lorsqu'on en roule une entre deux doigts croisés. Un médecin d'Avignon trouvait à tout ce qu'il mangeait un goût de cassonnade. On sait que pour les femmes chlorotiques, la cendre, le charbon, le plâtre, la chaux, sont quelquefois des mets exquis. Je le demande, quel rapport y a-t-il entre la surexcitation ou la sous-excitation du nerf acoustique chez la femme de Pinel, du nerf optique chez le beau-père de Bonnet, des nerfs de la peau chez l'épileptique et des nerfs de la langue chez les femmes chlorotiques, et les sensations que ces individus éprouvaient? Les partisans de l'opinion que je combats, disent, pour leur raison, que si une faculté était pervertie, elle serait dénaturée et que par cela même, elle n'existe-rait plus; mais la sensibilité de l'œil, de l'oreille, de la langue, de la peau existait chez les individus dont j'ai parlé, puisqu'ils éprouvaient les sensations qui s'y rapportent, et cependant il est bien évident que cette sensibilité était pervertie; ainsi, d'après ces faits, on peut déjà établir que l'excès ou le défaut des propriétés vitales, n'est pas la seule modification dont elles soient susceptibles. Eh quoi! il n'y aurait qu'excès d'action vitale, chez cet épileptique qui offre les traits du plus hideux désordre dont la force motrice puisse être atteinte? Mais par quels carac-tères cet excès ou ce défaut se manifeste-t-il, quand il existe? N'est-ce pas par la facilité, l'énergie d'un côté; et de l'autre par la torpeur avec lesquelles la contractilité musculaire, s'exerce *sous l'empire de la volonté*? Mais si dans les convulsions la contrac-tilité n'a aucun de ces caractères; si le malade n'est plus le maître d'en diriger les mouvemens, il faudra

nécessairement en conclure qu'elle ne se rapporte,
dans ce cas, à aucune des deux modifications admises,
et force sera alors d'admettre qu'elle est dépravée.

Au reste ce n'est pas seulement sous le rapport
de la sensibilité et de la force motrice, que l'action
vitale peut-être pervertie; elle peut l'être encore,
sous le rapport de toutes les propriétés qui distinguent la matière animée de la matière brute. N'est-ce
pas à une perversion de la force plastique qu'on
doit rapporter la formation de certains tissus sans
analogue dans l'économie? L'action vitale qui préside
à la formation des fluides, n'est-elle pas aussi quelquefois bien évidemment pervertie? Qui oserait
rapporter à l'excès ou au défaut de cette action, le cas
de cet homme dont parle Sarcone et dont le sang brûlait le linge où il était reçu? et celui de cet autre,
qui, au rapport de Tissot, donna la rage à un autre,
après l'avoir mordu dans un accès de colère? et
celui du fils du chirurgien Sarran, de Montpellier,
qui conserva pendant six semaines, une odeur cadavéreuse, après avoir subi un commencement d'as-
phyxie? et celui de cet homme dont parle Barthez,
et dont la transpiration exhalait une odeur de matières fécales? et celui enfin, de ce scrobutique dont
la sueur des pieds était si corrosive, qu'au rapport
de Wien Swieten, elle brûlait pour ainsi dire les
bas et les ortelis?

L'instinct ne peut-il pas être et n'est-il pas aussi,
en effet, quelquefois perverti, et peut-on dire alors

que c'est par excès ou par défaut de l'action vitale ?
A laquelle de ces modifications faudrait-il rapporter par, exemple, le penchant irrésistible qu'éprouvait une famille d'Ecosse dont parle Voltaire, et dont quelques membres furent pendus pour l'avoir satisfait? Sous quelle de ces deux modifications se trouvait encore cet Allemand qui, d'après Zimmerman, ne guérit d'une maladie de langueur, que lorsqu'on lui eut permis de manger du lard qu'il appétait violemment? Et ce malade, dont parle Fernel, qui ne guérit qu'en mangeant de la chaux vive dont il avait une envie démesurée ?

Les considérations dans lesquelles je viens d'entrer ne me paraissent pas oiseuses tant s'en faut; car si les maladies ne sont que le résultat de la surexcitation ou de la sous-excitation, il est évident que les eaux de Capbern ne pouvant être employées que dans le second cas, on restreindra considérablement leur domaine; tandis que si l'on reconnaît, comme c'est la vérité, qu'il peut y avoir non-seulement excès ou défaut, mais encore perversion de l'action vitale, les eaux de Capbern ayant, dans certains cas, la propriété de ramener cette action pervertie, à un mode normal, le cercle de leur utilité sera de beaucoup agrandi.

Mais qu'y a-t-il donc de si difficile à concevoir dans l'action de certains médicamens, régularisant l'action vitale et agissant autrement, qu'en exaltant ou en déprimant cette action ? Les antispasmodiques n'ont-ils pas la propriété de faire cesser les désordres de la force motrice et de la ramener à son type naturel ? Les toniques suivant une idée ingénieuse de Barthez , ne ramènent-ils pas *à leur rapport naturel la force des sensations et celle des mouvemens d'irritation qui en sont la suite?* Les emménagogues, qui ne sont pas purement et simplement des toniques et des excitans , n'ont-ils pas le privilège de rétablir dans son état normal, l'action vitale de l'utérus? Que pourrait-on dès-lors trouver de si étrange , à ce que les eaux de Capbern en jouissent aussi de leur côté , lorsqu'elles ont pour elles, d'une part , les inductions de l'analogie , et d'un autre , ce qui vaut mieux encore , les enseignemens de l'expérience ? Que verra-t-on alors de miraculeux à ce qu'on les emploie dans des affections qui semblent réclamer des manières d'agir , non seulement très-différentes , mais même opposées ?

Mais ce n'est pas sous ce dernier rapport seulement que certains médecins reconnaissent aux eaux de Capbern , une vertu spécifique; le Dr Peyriga , dont j'apprécie infiniment l'opinion , m'écrivait dans le temps : « Je pourrais vous fournir plusieurs obser-» vations relatives à la vertu *ophthalmique spécifi-» que* des eaux de Capbern, etc. » Certes, comme le Dr Peyriga , j'ai vu beaucoup d'ophthalmies soulagées ou guéries par l'usage de nos eaux ; mais , je dois l'avouer , je n'ai jamais cru à rien de spécifique dans leur action, dans ces cas. En effet , toutes ces affections étaient entretenues , ou par le mauvais état des premières voies , ou par une faiblesse relative, amenée dans les organes malades , par un exercice presque continuel et long-temps soutenu, qui avait à la fin provoqué une *inflammation asthénique*. C'était surtout le cas de cette vieille dévote dont j'ai parlé dans la lettre IV , et qui fit une si plaisante querelle à ce pauvre chimiste qu'elle prit pour un romancier.

Au sujet de ces mots *inflammation asthénique* beaucoup de gens crieront sans doute à l'hérésie , attendu que la réunion des deux conditions , dont un pareil état résulterait, sont contradictoires. Car, enfin, une inflammation suppose en excès la modification que l'asthénie suppose en défaut , et le même être ne peut pas réunir en lui le mode positif et le mode négatif. Ce raisonnement est plus logique que pratique; car il y a des inflammations et en grand nombre , entées, si l'on peut parler ainsi, sur des organes dont les forces radicales sont ruinées ou au moins considérablement réduites , et dont, par cela même, la faiblesse constitue le fonds, et qui ne sont susceptibles de céder qu'à une médication tonique et stimulante. Je suppose, par exemple, un homme atteint d'une forte réaction vasculaire , ayant la figure très-animée , la tête lourde , et portant au cou, ce qu'on appelle une pustule maligne ; certes cet homme offrira, et à un haut degré , tous les symptômes d'une maladie asthénique ; cependant si

vous le traitez en conséquence, il y a cent à parier
contre un, que dis-je , il est sûr que vous le tuerez ;
tandis que si vous employez la cautérisation , etc. ,
il est sauvé. L'érysipèle n'est-il pas souvent dans
le même cas ? Ainsi la nature d'une maladie ne doit
pas toujours être déterminée, d'après celle des symptômes organiques qu'elle présente ; et il y a quelquefois une circonstance , une condition cachée ,
inconnue, qui en constitue l'essence. Le choléra
asiatique est précisément dans ce cas ; et c'est une
des grandes, des nombreuses erreurs qui prouvent
que M. Broussais, qui en fait une simple gastro-
entérite, est bien moins un praticien qu'un homme
de cabinet, dont, sous ce dernier rapport même,
les vues petites et étroites sont bien loin de celles
d'un Sauvages et d'un Grimaud ; mais bien plus encore de celles de Baillou, Stoll , Sydenham et surtout
de Barthez , qui prima tout aussi bien comme clini-
cien que comme médecin spéculatif.

Concluons, de tout ce qui précède, que les eaux
de Capbern , sont surtout efficaces, contre les ophtal-
mies dont le fond est la faiblesse ou qui sont en-
trenues par le mauvais état des premières voies ;
concluons encore qu'il y a ordinairement dans notre
machine une partie relativement plus faible ; qu'il
n'est pas vrai que la sous-excitation d'un organe soit
toujours l'effet de la surexcitation d'un autre ; enfin,
et contre l'autorité du réformateur Ecossais, que
tous les vices de l'action vitale ne se réduisent pas à

l'excès ou au défaut; et qu'on est forcé d'admettre que cette action peut encore être pervertie, malgré les assertions si tranchées et si positives de tel écrivain récent qui, par son ton d'une révélation presque divine, semble avoir été le sujet du passage suivant : *Ich bin nich dererste , und werde nicht der letzte sein , der seine grillen zu orakelspruchen einer gott lichen erscheinung macht* (1) *(Lessing)*.

Cette propriété tonique dont sont douées les eaux de Capbern , les rend très-utiles dans les différens catarrhes qui ont passé la période d'acuité ; contre des toux grasses avec ou sans perte d'appétit; contre l'asthme humide , contre l'état glaireux des premières voies ou d'autres organes qui sont les émonctoires de la diathèse pituiteuse , etc. , etc. Mais c'est surtout contre le catarrhe de la vessie que nos eaux sont efficaces. Le D.r Peyriga avait déjà aperçu leurs propriétés dans ce cas, et il y a la plus grande con-fiance.

C'est sans doute à raison de la spécificité d'action de nos eaux sur le système abdominal, qu'elles ont été si prônées contre la stérilité. Tous les ans, en effet, on voit un essaim de femmes, nouvelle-ment ou depuis long-temps mariées, venir à Cap-bern, dans l'espoir d'y trouver le doux titre de mère ; et bien souvent notre naïade leur accorde cette faveur. Il est vrai pourtant que quelquefois ,

(1) Je ne suis pas le premier, et je ne serai pas le dernier qui donnera ses caprices pour des oracles.

on lui conteste l'honneur de pareils miracles, ou que du moins, on lui associe des intermédiaires qui n'ont rien de divin (1). Souvent en effet on ne s'y borne pas exclusivement au culte de la divinité du lieu, et dans les infidélités qu'on lui fait, il arrive qu'on ne se donne pas même la peine de sauver les apparences. Aussi la chronique est-elle à Capbern d'une malignité qui semble s'accroître de toute l'exiguité du théâtre où elle s'exerce ; et les imprudences qu'elle révèle, ne sont pas une des moindres causes de la gaité qui y règne. Je pourrais à ce sujet rapporter mille aventures plus piquantes les unes que les autres ; et dilater ainsi la rate de mes lecteurs et surtout la mienne ; cependant je ne le ferai pas, parce que, si d'un côté je parvenais à égayer par le récit de circonstances extrémement plaisantes, je pourrais ennuyer, peut-être, par le tableau de séparations cruelles ; *so neigh bouring are the fontains of love and sorrow, and so imperceptibly do they often mingle their streams* (T. Moore's Epicurean). Aussi je ferai le sacrifice de me taire.

Adieu.

---

(1) Ce qu'on dit en Italie des eaux de Lucques pourrait, je pense, bien souvent s'appliquer à celles de Capbern :

    Chiunque vol che la sua donna impregne

    Mandila aquesto bagno : ci non vegni.

Que celui qui désire que son épouse devienne mère, l'envoie à ces eaux ; mais qu'il n'y vienne pas.

LETTRE VIII.

Quoique, dans ce qui précède, nous ayons considéré les eaux de Capbern, comme agissant seulement sur les solides, ce n'est pas à dire pour cela que nous ne pensions pas qu'elles puissent agir aussi sur les humeurs; car il est des maladies contre lesquelles elles réussissent journellement, qui sembleraient devoir faire présumer qu'elles agissent ainsi. Cette manière, au reste, de concevoir leur action, n'a rien qui ne soit d'accord avec les règles d'une bonne philosophie; puisqu'elle résulte d'un assez grand nombre de faits, pour lesquels je renvoie au *VIIe chap. du Ier vol. de la science de l'homme de Barthez.* Je dirai donc que ceux pour qui, d'après l'évidence, la vie est, non pas le résultat de l'organisation, mais bien un fait principe, une force primitive, généralement répandue dans tout l'organisme; ceux-là, dis-je, conçoivent facilement que les fluides, quoique ne présentant aucune trace d'organisation, sont loin d'être des corps inertes, et sont imprégnés au contraire, de cette force primitive dont nous venons de parler, et dont, pour être conséquens avec eux-mêmes, les fauteurs de nouvelles doctrines, sont forcés de les dépouiller.

Persuadé que les eaux minérales, ainsi que tout autre médicament, peuvent agir et sur les solides et sur les humeurs séparément ou simultanément, nous ne dirons pas, par exemple, avec un médecin qui a fait, il n'y pas long-temps, un traité sur certaines eaux minérales, *qu'elles cardent les humeurs, qu'elles corrigent l'âcreté et la salure du sang, qu'elles brisent la tissure de cette humeur.* (Fourc. *obs. sur les eaux min de B.*) Nous ne prétendons pas pénétrer si avant dans leur manière d'agir; et un pareil langage, fruit au reste du Boerhaavisme le plus exalté, est aussi ridicule quant à la forme que quant au fond. Mais nous dirons que les eaux de Capbern, n'étant, ainsi que tout autre médicament, qu'un agent qui modifie le principe unique qui préside aux actes vitaux, en santé comme en maladie, et qui guérit, en substituant à un mode vicieux, une modification normale, qui peut se réaliser simultanément ou séparément sur les solides comme sur les humeurs, il est assez naturel de penser qu'elles agissent sur les uns et sur les autres.

On trouvera sans doute, qu'insister encore, au

XIXe siècle, sur des idées de pathologie humorale, c'est faire un furieux anachronisme, et l'on dira qu'on doit reconnaître que les eaux minérales, étant toutes plus ou moins stimulantes, elles agissent toutes aussi, par une révulsion plus ou moins marquée. Ces idées, pour être très à la mode aujourd'hui, n'en sont pas moins, selon moi, des erreurs, puisqu'il existe des eaux qui, loin d'exalter l'action vitale, ont au contraire la propriété de la déprimer; et que, bien loin aussi que ces moyens agissent toujours par révulsion, il est facile de prouver que ce phénomène est le plus souvent impossible; et que, quand bien même il aurait lieu, cette modification ne serait pas curative de l'affection pour laquelle on la sollicite.

Et d'abord, il n'est pas vrai, ainsi que nous l'avons déjà observé, que toutes les eaux minérales, soient stimulantes. Nous avons dans le pays même, des sources qui n'agissent bien évidemment qu'en déprimant l'action vitale. Le Bouridé, à Capbern, très-onctueuse au toucher, et employée de tout temps en bains seulement, contre certains rhumatismes, et les hyper-sthénics du système nerveux, dont elles comptent des cures innombrables, ne sauraient agir que de cette manière. On fréquente depuis quatre ou cinq ans, à Labarthe des Nestes, une source qu'on emploie dans le même cas, uniquement en bains tièdes, dans laquelle on n'a pas trouvé de principe minéralisateur, et que pour cette raison on a assimilée à l'eau distillée; cette eau qui laisse sur la main, un enduit qui produit la même sensation que cette poudre dont on se sert pour faire glisser plus facilement des bottes neuves, compte déjà beaucoup d'observations en faveur de sa vertu tempérante. Rieumiset et Plaa à Cauterets ne sont-elles pas dans le même cas?

Quant à l'action de nos eaux, par révulsion, j'observe d'abord que ce mode d'action supposé, loin d'être la conséquence des faits, est le résultat obligé du besoin d'adapter des idées théoriques erronées à des suppositions gratuites; en effet, quand, contre l'évidence, on a réduit la pathologie à peu près à un ordre de lésions caractérisées par l'augmentation de l'action vitale, et quand, d'un autre côté, contre l'évidence aussi, on avance que toutes les eaux minérales sont stimulantes, on est forcé de soutenir ensuite que ce moyen n'agit qu'en déplaçant une irritation. Comment concevoir, en effet, que des agens propres à augmenter le mal puissent le détruire ou le pallier autrement qu'en le déplaçant? Certes quand on s'est placé dans une aussi mauvaise position, c'est là un des moyens les moins mauvais peut-être, pour s'en tirer.

Mais voyons si, quand nos eaux guérissent, il est possible qu'elles le fassent par révulsion. Pour moi je soutiens qu'elle est impossible. Qu'est-ce, en effet, que la révulsion? N'est-ce pas le déplacement, d'une irritation déjà existante, par une irritation factice, produite sur un point éloigné? Mais alors comment concevoir que nos eaux aient agi par révulsion, quand elles ont guéri, par exemple, des engoûmens bilieux ou pituiteux de l'estomac et des intestins, tantôt par des vomissemens considérables de matières bilieuses ou pituiteuses, tantôt par des déjections abondantes de même nature? Où trouve-t-on là le déplacement d'une irritation, déjà existante, par une autre irritation produite sur un point éloigné? Au lieu d'agir sur une partie différente de l'organe malade, condition *sine quâ non* de la révulsion, n'est-ce pas, au contraire, sur le même organe malade qu'on a opéré? Quel déplacement donc peut-il y avoir eu dans ce cas, de l'estomac à l'estomac, des intestins aux intestins? Et encore une fois où trouve-t-on là la révulsion? Certes vous aurez beau chercher, vous ne l'y trouverez pas plus que dans les cas très-nombreux, où nos eaux guérissent l'asthénie essentielle de l'estomac ou une gastrite chronique. Convenez donc qu'elle n'existe pas ici, et qu'il est des cas où les eaux minérales guérissent sans elle. Je dis plus, et je nie qu'il puisse y avoir déplacement révulsif, par des moyens intérieurs. Comment concevoir en effet que les moyens employés dans ce but, puissent produire leur action ailleurs que dans l'organe malade, et dès-lors, qu'il puisse y avoir révulsion? N'est-il pas évident, au contraire, que c'est sur l'organe primitivement surexcité que l'excitation se portera, en vertu de cette loi dont nous avons déjà parlé, et qui fait que tous les mouvemens produits dans l'organisme, oscillent sur l'organe surexcité, de même que sur celui qui est relativement plus faible? Et qu'on ne dise pas que c'est un jeu d'idées spéculatives; les faits sont là qui déposent en notre faveur. Ces faits, que nous avons déjà cités, sont ceux d'une liqueur alcoolique, exaspérant un cautère ou toute autre plaie; d'une forte dose d'opium produisant dans une violente attaque d'odontalgie, à peine l'effet d'une dose dix fois moindre dans l'état de santé ; des alimens revigorant les organes affaiblis, avant d'avoir subi un commencement de digestion.

Mais, dira-t-on, d'après votre raisonnement, les vomitifs, les purgatifs, les diurétiques, les vésicatoires même, ne produiraient jamais leur effet, administrés pendant la durée d'une surexcitation? Je réponds qu'il est d'observation en effet, qu'en général ces moyens ajoutent alors à cet état, et que l'effet ordinaire est moins marqué. Et puis n'est-il pas évident que les trois premiers de ces moyens étant des spécifiques d'organes, dont il n'est pas question dans mon hypothèse, ils doivent plus ou moins obtenir l'effet qui leur est propre? Il n'y a donc pas parité dans l'espèce. Il n'y a en pas non plus, quant au vésicatoire, dont l'action peut être produite et forcément obtenue à volonté, sur telle ou telle autre partie extérieure dont la sensibilité et l'importance sont d'ailleurs si différentes de la sensibilité et l'importance des parties intérieures.

Ainsi nos eaux ne sauraient guérir par révulsion. Je dis plus: cette révulsion quand bien même elle serait aussi positive qu'elle l'est peu, deviendrait inutile ou très-nuisible. Inutile, si elle avait lieu de viscère à viscère; car il est évident qu'on ne gagnerait rien à échanger une gastrite contre une encéphalite, ni une pleurésie, contre une cystite. Très-nuisible, si l'on échangeait un rhumatisme ou la goutte contre une gastrite ou une entérite. Ainsi les solidistes du temps expliquant, au moyen de la révulsion, la disparition subite des douleurs rhumatismales ou arthritiques amenée fréquemment par les émétiques et les purgatifs, il n'y a selon eux dans ces cas, que déplacement d'une phlégmasie, de l'extérieur à l'intérieur. Mais alors, comment se fait-il que la maladie, abandonnant des parties si secondaires, pour se porter sur des organes dont l'importance est si majeure, loin d'offrir les symptômes d'une gastrite ou d'une gastro-entérite intenses, coincide, au contraire, avec la santé la plus parfaite?

On répondra peut-être, que la première maladie a trouvé sa solution dans l'affection des organes intérieurs; et celle-ci la sienne, dans l'évacuation qui en a été la suite; mais ne voit-on pas tous les jours des gastrites, des gastro-entérites survivre, malgré l'abondance des déjections, aux vomitifs et aux purgatifs qui les ont amenées? Les émétiques forts et les drastiques, maniés par des mains ignorantes, n'offrent-ils pas trop souvent une preuve de cette triste vérité?

Mais ce qui prouve combien peu il y a révulsion, dans les cas que je viens de citer, c'est ce qui arrive dans les différens déplacemens de la goutte. Ne sait-on pas que si l'on ne réussit pas à ramener le mal à son premier siège, le malade est perdu sans ressource? Toute la science du médecin, chez les individus qui en sont atteints, ne consiste-t-elle pas à les traiter soit dans l'intervalle des accès, soit pendant leur durée, de manière à éviter ces déplacemens, et à maintenir dans les parties qu'elle occupe ordinairement, une maladie, dans le traitement curatif de laquelle on est encore si peu avancé? N'est-ce pas là un des rapports sous lesquels le traité des maladies goutteuses de Barthez est précieux? Ce qui, pour le dire en passant, rend souverainement ridicule le reproche de ceux qui, s'appuyant sur ce que cet ouvrage ne donne pas les moyens de guérir la maladie dont il traite, le taxent d'inutilité. Cela me rappelle la réponse de son illustre auteur, à un de ces médecins pour qui, comme le dit Lordat, la médecine n'est que l'art de gagner de l'argent, mais dont l'histoire ne dit pas pourtant qu'il se fut fait afficher dans tous les lieux publics des environs (1). *Je m'imagine, Monsieur,* lui disait

(1) Les statuts de l'ancienne école de Montpelier excluaient du concours, pour une chaire dans son sein, tout Médecin qui s'était oublié à ce point; et les médecins qui avaient le sentiment de leur dignité refusaient de conférer avec lui.

ce mercenaire, d'un ton ironique, *que dans votre livre vous nous apprenez à guérir la goutte? — Non, Monsieur, rassurez-vous ; je vous y enseigne, au contraire, l'art de la faire durer long-temps.*

Concluons de ce qui précède que, dans l'espèce proposée, il est impossible que les moyens employés aient agi par révulsion ; convenons encore, malgré le discrédit bien peu logique des idées relatives à la pathologie humorale, que des maladies qui cèdent aux évacuations dont nous avons parlé, pouvaient bien être entretenues par la matière de ces évacuations.

Nous avons dit que les eaux de Capbern, étaient douées d'une propriété tonique très-marquée, et comme telles, très-utiles contre la faiblesse. C'est en effet une vérité, et une vérité acquise depuis long-temps, que ces eaux prises en boisson, même dans l'état de santé, procurent plus d'appétit, et donnent à toute la machine un surcroit de vigueur et d'agilité. Qui ne sait encore qu'un estomac, débilité par une longue maladie ou tout autre cause, est restauré par quelque temps de leur usage ? Qui ignore enfin que des convalescens qui ont langui des années entières, inhabiles à toute espèce de travaux un peu pénibles, privés d'appétit, portant partout leur pâleur, leur dégoût et leur ennui, retrouvent près de notre source leur force, leur vigueur et leur gaîté ? Cette vérité est si populaire, qu'il serait inutile d'en citer des exemples. Ce serait à n'en pas finir si nous commencions. Aussi vient-on à Capbern, assez souvent dans des vues d'une pure sensualité. Parmi les baigneurs de cette catégorie, on remarque surtout beaucoup de ministres des autels. On les voit arriver le plus souvent, avec un gros bagage, qui se compose surtout de beaucoup de provisions de bouche. On pense bien que, le plus souvent aussi, la cuisinière n'est pas oubliée. Bref, ces messieurs, sont bien pourvus de tout point; aussi nos eaux produisent-elles ordinairement chez eux de si heureux effets, que tel à qui elles donnèrent un menton de plus, et dont elles arrondirent plus gracieusement la bedaine, leur à l'obligation sans doute, de siéger parmi ces mortels tranquilles, dont Boileau a dit, qu'ils *veillent à bien dîner.* Certes je pardonnerais à ses messieurs de venir se délasser à Capbern, des fatigues d'un ministère aussi respectable que pénible ; mais je voudrais qu'abdiquant un rigorisme hors de saison, ils fussent aussi tolérans pour le reste des baigneurs, qu'ils le sont pour eux-mêmes. Croirait-on qu'on en a vus à Capbern, qui se reconfortant avec de bons consommés, prêchaient aux autres le maigre et l'abstinence. J'en ai vu un, entre autres, qui jettait feu et flamme contre les baigneurs, qui fesaient gras le vendredi, et qui fut surpris, partageant à pareil jour, la fine poularde avec sa chambrière. Cela me rappelle une histoire que rapporte David

Hume, dans son *Histoire de la Grande-Bretagne*, au sujet d'un certain cardinal Crema qui, sous le règne de Henry Ier, ayant fait prononcer en Angleterre, les peines les plus sévères contre le mariage des prêtres, fut surpris une belle nuit dans un lieu de débauche. Don Quichote aussi, lui, après avoir lesté son estomac d'un bon dîné, faisait l'éloge des siècles où l'homme vivait de gland. *Dichosa edad, s'écriait-t-il, y siglos dichosos aquellos a quien los antiguos pusieròn nombre de dorados.* (1) Revenons.

Cette fréquente efficacité de nos eaux contre la faiblesse générale ou locale, semblerait devoir faire supposer que cet élément de maladie, n'est pas, aussi souvent qu'on le prétend aujourd'hui, le résultat d'une phlegmasie. Comment concevoir en effet, dans cette hypothèse, qu'un moyen dont l'action devrait augmenter le mal, fût au contraire le plus souvent l'instrument de sa guérison? Cependant, comme il pourrait se faire que les eaux de Capbern guérissent une phlegmasie chronique qui tiendrait sous sa dépendance une faiblesse générale ou locale, je conviens que leur efficacité dans ce cas ne prouvera pas que cet élément de maladies ne soit fréquemment secondaire.

Mais ce qui le prouvera, ce me semble, invinciblement, ce sera l'existence de la faiblesse sans

---

(1) Age heureux, siècles fortunés, auxquels les anciens donnèrent le nom de siècles d'or.

qu'il existe le moindre symptôme de phlegmasie
concomitante. Il est vrai que les partisans de Broussais en voyant celle-ci, supposent l'autre, et en affir-
ment la présence, nonobstant l'absence des symptômes qui l'indiquent ; en sorte qu'une modification
apparente (la faiblesse) ne serait selon eux, qu'une
ombre, un rien ; n'aurait qu'une existence relative
en un mot ; tandis qu'une autre modification (la
phlegmasie), qui ne donnerait aucun signe de son
existence, serait le sujet de toutes les indications ;
c'est-à-dire, qu'on le supposerait, par cela seul qui
devrait la faire exclure. J'avoue qu'une pareille
logique me paraît d'une espèce nouvelle, et je
doute fort qu'un esprit un peu sévère puisse jamais
s'en accomoder.

Mais, me dira-t-on, il y a des phlegmasies qui ne
donnent aucun signe de leur présence, ni pendant
la vie ni après la mort ; mais alors pourquoi puiser
dans des circonstances imaginaires, les motifs de
déterminations importantes, le sujet d'indications à
remplir ? quoi ! il y aurait des occasions où le problême que le médecin est journellement appelé à
résoudre reposerait sur des données aussi futiles !
c'est bien alors qu'on aurait raison de dire que la
médecine est *un véritable métier d'aveugle.* Heureusement que ceux qui l'ont étudiée, savent qu'elle
repose sur des bases plus solides. Ils savent qu'un
dérangement quelconque est le plus souvent accompagné, quand on y regarde un peu de près, de

désordres qui le caractérisent. Ils sont persuadés enfin, qu'un médecin consciencieux et qui tient à sa propre estime, loin de prendre, ainsi que cela arrive trop souvent, la détermination mortifiante d'agir sans motifs, ne prescrit jamais la tisane la plus innocente, sans avoir des raisons qui l'y décident ; bien différent en cela, de certain faiseur d'ordonnances qui ne sortirait jamais de chez ses malades sans les surcharger de prescriptions, qui ne le garantissent pas le plus souvent au reste d'être pris pour ce qu'il est.

La propriété tonique des eaux de Capbern, n'est pas moins précieuse dans les cas où il s'agit de détruire une prédisposition qui se rattache à la faiblesse relative d'un organe. Alors elles agissent en ramenant les propriétés vitales à leur degré naturel, en rétablissant cette force de *résistance vitale* qui s'oppose à l'action morbifique des agents extérieurs. Il y a, en effet, une infinité d'exemples d'individus, qui se sont débarrassés par l'usage soutenu de nos eaux, d'une disposition bien marquée à contracter telle ou telle maladie; et pour ne citer qu'un fait, tout le monde ne sait-il pas dans le pays, qu'un riche Anglais, M. le major C., était si sujet aux inflammations des yeux, qu'il était très exposé à perdre la vue. Cette disposition a complétement disparu chez lui, depuis trois ou quatre ans qu'il vient régulièrement passer quelques mois à Capbern.

De ce que j'ai dit dans cette lettre, on peut

inférer, je pense; 1° que les eaux de Capbern agissent en donnant plus d'énergie aux solides, (peut-
être même en donnant plus de fluidité aux humeurs);
2° que toutes les eaux minérales ne sont pas stimulantes; qu'il en existe de tempérantes, que par
conséquent, toutes les eaux n'agissent pas par révulsion ; que même celles qui sont réellement stimulantes, ne sauraient agir ainsi, et que cette opération à l'intérieur est à peu près vitalement impossible ; 3° que les eaux de Capbern agissent par
leurs propriétés toniques; que leur efficacité ordinaire contre la faiblesse, semblerait indiquer, contre
les prétentions de Broussais, que cette modification n'est pas toujours le résultat d'une phlégmasie;
mais ce qui le démontre invinciblement, c'est l'existence de la faiblesse, malgré l'absence de toute
espèce de symptômes de phlegmasie concomitante;
4° enfin, que les eaux de Capbern ne sont pas
seulement utiles contre l'asthénie générale ou locale;
mais encore en faisant disparaître certaines pré-
dispositions.

Adieu.

LETTRE IX.

Les eaux de Capbern paraissent agir par une véritable spécifité d'action, sur le système abdominal. Cette spécifité d'action n'a rien de plus étonnant que celle des autres spécifiques d'organe ; mais elle peut nous donner la clef de l'utilité dont nos eaux peuvent être, et nous faire concevoir comment, en agissant de préférence sur les intestins et, par sympathie de voisinage , sur les organes adjacents, contenus dans la cavité abdominale, elles peuvent devenir efficaces contre les maladies qui y ont leur source, quoique se manifestant sur des organes éloignés. Je pourrais donc, je devrais même peut-être, faire voir ici combien sont positives et réciproquement multipliées, avec les autres systèmes de l'économie, les symphathies du système abdominal, et, entre eux, celles des différents organes qui le composent. La considération de ces chaînes invisibles, et

nullement matérielles , qui faisaient dire à Hypocrate, *consensus unus·, consentientia omnia;* cette
considération , dis-je , ne serait ici ni oiseuse , ni
déplacée. Outre qu'elle nous donnerait l'explication
naturelle du succès de nos eaux , dans certains
maladies, dont les causes paraissent à certains médi-
castres, je dirai même à certains médecins , de nos
cantons , n'avoir aucun rapport avec leurs propriétés médicales, que ces derniers n'ont pas suffisam-
ment observées; elle nous servirait encore , comme
je l'ai dit , à généraliser l'emploi de ces mêmes
eaux, et à l'étendre à certaines maladies qui , quoique ne paraissant pas les mêmes que celles contre lesquelles on les conseille ordinairement , n'en
sont pas moins le résultat de causes identiques; cependant nous nous dispenserons de ces considérations.
Elles nous paraissent inutiles , en ce qu'il n'est aucun
médecin qui y soit étranger. Tous savent en effet
combien sont variées les maladies dont la source
est dans les organes qui constituent le système abdominal, et par conséquent combien peuvent souvent
être efficaces les eaux de Capbern , qui ont une
spécificité d'action sur ce système. Je passe aux
applications spéciales des eaux de Capbern.

Comme je l'ai annoncé , je suivrai l'ordre des
parties affectées, dans la revue que j'ai à faire des
différents cas particuliers; ainsi , m'occupant d'abord
des maladies de la tête , qui sont du domaine de
nos eaux , j'examinerai successivement celles des au-

tres parties, et je commencerai par l'inflammation des yeux.

Il est peu d'ophthalmies de celles qui ne sont pas encore parvenues à un degré où tous les remèdes sont inutiles, qui ne cèdent aux eaux de Capbern. Le Dr Peyriga les croit si efficaces dans ce cas, qu'il leur attribue une vertu ophthalmique spécifique. *Je pourrais, m'écrivait-il dans le temps, vous fournir plusieurs observations relatives à la vertu ophthalmique spécifique des eaux de Capbern; mais, comme je pense que vous n'en manquez pas, je me bornerai à une seule.* Je me suis déjà expliqué sur cette opinion du Dr Peyriga, que je ne partage pas. Je pense en effet, que si les eaux de Capbern réussissent aussi souvent contre ces affections, c'est d'abord, parcequ'il y a malgré qu'on en dise, dans toute phlegmasie chronique, un élément de faiblesse, qui en constitue le fonds et qui est détruit par les vertus toniques de nos eaux ; et ensuite, parce qu'un grand nombre d'ophthalmies se rattachent à un mauvais état de certains organes abdominaux et surtout de l'estomac et des intestins, sur lesquels, ainsi que nous l'avons dit, nos eaux ont une spécificité d'action bien marquée.

J'entends, par un mauvais état de certains organes du bas-ventre, un état de faiblesse de l'estomac et des intestins, assez commun dans la pratique, qui venant à vicier les digestions, favorise l'accumulation du produit des différentes sécrétions, et donne lieu à des engoûmens chroniques, dont l'impression est sympathiquement transmise aux organes éloignés. J'entends déjà les solidistes exclusifs crier à l'humorisme ; mais quand j'ai démontré l'impossibilité de l'action des eaux de Capbern par révulsion , qu'ils me donnent un moyen plus plausible d'adapter l'ætiologie des affections en question aux vertus purgatives et toniques de nos eaux, et je me rangerai à leurs idées. Provisoirement, je soutiens que, quand elles réussissent contre les ophthalmies chroniques, elles agissent dans celles qui sont sympathiques d'un mauvais état des organes abdominaux, par une vertu purgative et tonique ; et dans celles qui sont idiopathiques , par leur action tonique et résolutive.

Je ne rapporterai pas toutes les observations que je possède , sur l'efficacité de nos eaux contre l'ophthalmie. Je m'en tiendrai à deux ou trois, et je commencerai par une assez remarquable qui m'a été communiquée par le Dr Peyriga. La voici :

1re *Obs.* Un homme de Chelle, de l'âge de 40 et quelques années , portait, depuis quelque temps, une ophthalmie assez gênante, l'inflammation étant considérable; cette maladie qui ne me paraissait tenir à aucun vice spécifique , résista à maint remède qu'on dirigea contre elle, plus ou moins méthodiquement. Les yeux augmentèrent de sensibilité ; et des taches se formèrent sur la cornée transparente, le mal prit une marche aigue. Je conseillai , avant tout autre remède, l'application d'une sangsue à

chacun des angles externes des yeux, avec ordre
de ne point évacuer une trop grande quantité de
sang, dans la crainte qu'un grand mouvement fluxion-
naire ne vint aggraver les accidens , ainsi que
Barthez l'avait quelquefois observé, d'après ce qu'il
en dit dans ses ouvrages; mais au lieu de deux sangsues,
on en appliqua quatre ou cinq, et la quantité de
sang évacué fut prodigieuse; le mal fut augmenté.
Je fis saigner du pied ; je fis faire des bains tièdes,
j'appliquai des collyres anodins, etc., etc. La cécité
survint par le grand engorgement de la cornée,
qui devint rouge et perdit entièrement sa transparence. On avait cru à l'existence d'un commencement de désorganisation. Mille remèdes furent
mis à contribution contre ce nouvel état ; mais
inutilement. Le malade s'en alla à Capbern. Il y
but et s'y baigna, y lava ses yeux ; à son retour,
il y voyait assez pour se conduire lui-même. Enfin,
il finit par recouvrer la vue, à peu près naturelle.
(Peyriga).

2e *Obs.* Mme de B. , vint à Capbern, en 1815.
D'un tempérament sanguin, et âgée, autant que je
puis le croire, de 65 à 70 ans, elle était tour-
mentée d'une ophthalmie chronique, contre laquelle les médecins de son pays avaient épuisé tous
leurs moyens, mais sans succès. Mme de B. , boit
nos eaux, et , en même temps , elle est prise de
déjections et de vomissemens bilieux très abondans.
Après ces évacuations , elle se trouva grandement

soulagéè, et l'ophthalmie diminua considérablement;
ce fut à tel point, que la malade qui, à son arrivée,
ne pouvait supporter la lumière, ni s'approcher du
feu, les bravaient également à son départ, et se livrait
sans peine à ses occupations ordinaires. Il lui restait cependant encore un peu d'inflammation aux
paupières, qui finit par disparaître bientôt après. Je l'ai
revue depuis, très bien portante, malgré son âge
avancé, et se livrant sans peine aux occupations
de son état, qui est celui d'institutrice.

3e *Obs.* M. le major C., que nous avons déjà
eu occasion de citer, était sujet à des ophthalmies
qui le menaçaient de le priver de la vue. Après
avoir en vain essayé de beaucoup de remèdes et
parcouru inutilement les principaux établissemens
thermaux des Pyrénées, pour se défaire de cette
terrible disposition, il s'avisa enfin de venir à Capbern. Il y a je crois aujourd'hui quatre ans, depuis
son premier voyage. Depuis cette époque, M. le
major C., n'a plus éprouvé les retours de son mal,
et il peut espérer conserver le sens précieux qu'il
était menacé de perdre.

De ces trois cas, le premier est, à ce qu'il paraît,
une ophthalmie idiopathique, car si elle eût dépendu
de l'état de l'estomac ou de quelqu'autre viscère,
le Dr Peyriga n'aurait pas manqué de le dire. Le
second est au contraire un exemple d'ophthalmie
symptomatique, contre laquelle nos eaux ont agi,
par leur propriété évacuante et résolutive; enfin,

dans le troisième cas, nos eaux ont agi, en enrayant une disposition à l'ophthalmie, qui avait lieu par l'effet d'une faiblesse rélative des organes de la vue.

C'est une pratique populaire d'aller à Capbern, pour la migraine et les fluxions à la bouche. Il n'est pas étonnant que ces affections y soient, ou soulagées ou guéries ; un état dé faiblesse ou d'engoûment de l'estomac les tenant souvent sous sa dépendance, selon l'observation de Bordeu et de Saonders ; et l'engorgement du système de la veine-porte, pouvant aussi leur donner naissance.

Un préjugé assez commun, c'est que les eaux de Capbern, sont contrindiquées dans toute espèce d'affections de poitrine ; cependant, il y a beaucoup de dyspnées accompagnées de toux grasses, comme on en remarque quelquefois, par exemple, chez des personnes d'un tempérament pituiteux, et chargées d'embonpoint, chez qui nos eaux sont fort avantageuses. C'est ainsi que Mlle C., de Lannemezun en a été très soulagée. M. C., de Campistrous, fut complétement guéri en 1832, d'une forte toux, avec expectoration abondante, crachats épais, etc., que lui avait laissé un catharre pulmonaire qu'il avait éprouvé. Plusieurs personnes atteintes d'asthme humide ont éprouvé un soulagement marqué de l'usage de nos eaux.

Certes il est sûr que ce moyen sera nuisible à ces individus dont la poitrine extrêmement excitable, est délicate comme le dit M. Picqué ; mais, dans les cas que nous venons de citer, l'expérience prouve qu'elles peuvent être infiniment avantageuses.

Une circonstance qui augmentera les chances de succès dans ces affections, ce sera la coïncidence de la faiblesse de l'estomac. Cette faiblesse au reste qui a fourni à Ludwic le sujet d'une dissertation *(de primarum viarum debitate)* est plus commune qu'on ne voudrait le faire croire, et, moins fréquemment qu'on ne dit, le résultat d'une phlegmasie de ce viscère; il n'est pas rare en effet qu'elle soit uniquement sous la dépendance de la diminution primitive des propriétés vitales de cet organe, ou pour mieux dire, qu'elle ne soit que cela.

Une particularité qui n'aura pas échappé à ceux qui ont quelque connaissance des effets des eaux de Capbern, c'est qu'elles semblent agir sur l'estomac, par une propriété tonique différente de celle des moyens pharmaceutiques qui sont doués de cette propriété. On voit en effet des malades faire usage de ces derniers remèdes, de mille manières différentes, contre ce qu'on appelle faiblesse, relâchement d'estomac, et n'en tirer aucun avantage; tandis que souvent, après quinze jours de boisson de nos eaux, l'appétit revient, les digestions s'améliorent, les forces reprennent, et tout, en un mot, annonce un rétablissement prochain. Je pourrais citer mille observations en faveur de cette vérité : je me contenterai de quelques unes que M. Picqué donne sous le nom de cachexie et de vapeurs, qui se rattachent bien, visiblement à la faiblesse de l'estomac ou à l'asthénie générale.

4e *Obs.* Un jeune homme de St.-Arroman, était depuis long-temps, pâle, faible et bouffi. Son pouls était lent et petit, sa respiration un peu gênée, son appétit très-diminué, ses digestions pénibles, ses hypocondres gonflés et tendus, ses jambes toujours œdémateuses. Un régime bien entendu, quelques remèdes accessoires et les eaux de Capbern à petites doses et long-temps continuées, dissipèrent totalement le mal et ses suites. (Picqué).

5e *Obs.* A la suite d'une maladie vénérienne long-temps négligée, mais enfin complétement guérie, un de mes amis eut tous les symptômes de la cachexie. Pâleur, maigreur, bouffissure, faiblesse, dégoût, œdème des jambes. Quelques moyens ordinaires et les eaux de Capbern pour boisson ordinaire, rappelèrent la force, l'aisance et la santé. (Picqué).

6e *Obs.* Une jeune demoiselle, d'un tempérament sanguin et d'un caractère vif, éprouva un contraste fâcheux. Dès lors la santé disparut. A des symptômes généraux de faiblesse, se joignirent ceux qui caractérisent spécialement les maladies nerveuses.... Quelques moyens accessoires et les eaux minérales de Capbern ramenèrent des jours sereins et tranquilles qu'aucun nuage n'a obscurcis depuis. (Picqué).

7e *Obs.* Les plaisirs de la volupté savourés et re-pétés mille fois, avaient donné tant de mobilité au genre nerveux d'un de mes amis, que la plus légère impression occasionnait dans son esprit une révolution étonnante. Des symptômes d'acrimonie s'étant manifestés, sans doute par l'effet d'un traitement trop incendiaire, ils furent détruits par une méthode rafraîchissante ; cependant les nerfs étaient toujours faibles et un relâchement excessif succéda au premier état. Il fallut y obvier et perdre de vue l'affection vaporeuse. Quelques moyens accessoires et les eaux de Capbern secondèrent mes désirs et remplirent mon objet. (Picqué).

8e *Obs.* Madame V., de Tarbes, vient à Capbern avec une inappétence la plus complète que lui avait laissée une fièvre intermittente. Elle avait fait usage, mais inutilement, de tous les toniques employés en pareil cas. Dix jours de nos eaux rétablirent son appétit et ses forces.

Il est à présumer que le gonflement et la tension des hypocondres, tenaient, dans le sujet de la 4e obs. à l'empatement du foie et de la rate. Dans ceux de la 5e, 6e et 8e, il y avait bien clairement asthénie gastrique. La 7e paraît offrir un exemple d'asthénie générale.

Beaucoup d'affections du foie, des reins, de la vessie, de la matrice, etc., peuvent être du domaine de l'estomac, ainsi que nous le verrons en traitant des maladies de ces organes. Nous allons passer à la jaunisse.

D'adord je conviens que ce mot n'a, en général, qu'une valeur relative ; c'est-à-dire qu'il n'exprime

le plus souvent, qu'une affection des organes biliaires
ou de leurs annexes; mais je conteste à bon droit,
je pense, que ce mot exprime, dans tous les cas,
les différens degrés de la surexcitation hépatique,
je veux que ce dernier état ait lieu quelquefois,
souvent même; mais je crois aussi que la jaunisse
atonique n'est pas rare, et que peut-être elle existe
aussi souvent que l'autre. Peut-on rapporter à des
jaunisses phlegmasiques, celles, qui se déclarant après
des fièvres intermittentes, dont l'effet, comme on sait,
est de débiliter l'estomac, étaient traitées par Ca-
mérarius, par les plus forts excitans? peut-on rapporter à la même catégorie, celles où Bianchi
donnait la rhubarbe et les stomachiques amers ?
celles enfin où Saonders donnait le calomel et la
rhubarbe? Quel est le praticien d'ailleurs qui n'a
pas vu des jaunisses où les symptômes n'accusaient
aucune trace de phlegmasie? Pour moi, si j'en ai
trouvé de celles, en plus grand nombre, où le foie et
l'estomac étaient dans un état visible d'excitation,
j'en ai trouvé aussi où cet état ne donnait aucun
indice de sa présence. Au reste, si l'on songe à ce
que le foie est doué d'une force tonique très-peu considérable; si l'on se rappelle que l'équitation est très-
utile dans beaucoup de jaunisses, et que ce moyen
agit, ainsi que Staahl l'observe, en stimulant, en
fortifiant les organes du bas-ventre (ce qui d'après
l'observation de Stoll le rend très-nuisible dans les
dispositions aux excitations pulmonaires, et doit

faire beaucoup suspecter les éloges que Sydenham donne sans exception , à ce moyen gymnastique), on conviendra peut-être que les jaunisses atoniques ne sont pas aussi rares qu'on le prétend. Ne pourrait-on pas en dire autant de la jaunisse par épaississement de la bile, qu'on n'admet plus aujourd'hui, moins, selon moi, par des raisons solides, que par une véritable mode de rejeter toute espèce d'idées de pathologie humorale? Cependant , ainsi que l'a observé Saonders, la bile acquiert quelquefois la consistance de la poix. Ne voit-on pas quelquefois aussi, des malades qui en rendent d'extrêmement épaisse, et qu'Hypocrate avait déjà désignée sous le nom de *bile porracée ?* Ajoutez à cela que tout favorise l'inertie de la circulation dans le foie ; que le sang de la veine-porte est chargé de principes adipeux qui lui donnent une consistance particulière, qu'enfin, ainsi que nous l'avons dit , le foie est doué d'une force tonique très-peu prononcée, et l'on ne répugnera plus autant à admettre une pareille jaunisse.

Vous pensez bien qu'après avoir admis une jaunisse par cause humorale, j'admets aussi des médicamens propres à agir sur les humeurs et à leur donner plus de fluidité. Il paraît en effet que cette propriété ne peut être revoquée en doute. On connait les observations de Boerhaave et de Van Swieten, sur la scammonée, qui semble imprimer au sang et surtout à la bile un caractère de dissolution cadavéreuse. La morsure de certains animaux vénimeux , le corale, le biricoa, le serpent à sonnettes, produit bien visiblement la dissolution du sang et des humeurs. Les altérans ou résolutifs, les alkalis surtout, paraissent agir en donnant plus de fluidité aux humeurs. Ne se pourrait-il pas que les eaux de Capbern, reconnues efficaces contre la jaunisse, le fussent autant en donnant plus de ton à l'organe hépatique, qu'en donnant plus de fluidité au liquide qui y est sécrété ?

Quoique la jaunisse soit extrêmement rebelle, en général, M. le D\r Picqué dit dans son mémoire, *qu'il a vu plusieurs cas semblables; qu'il a employé les eaux de Capbern, et que ses vues ont été remplies.* Voici les deux observations de cette maladie qu'il rapporte.

9e *Obs.* Une femme de Hèches, d'environ 36 ans, d'un tempérament bilieux, mère de plusieurs enfans, fut atteinte de la jaunisse, sans cause manifeste. Sa langue était chargée, ses digestions lentes et pénibles; son ventre paresseux et ses règles supprimées; la région du foie gonflée, mais *sans dureté ni douleur.* Un vomitif, quelques cathartiques, des bouillons hépatiques, des pillules savonneuses et aloëtiques, la boisson des eaux de Capbern, furent les remèdes que je mis en usage et qui mirent fin à la maladie. (Picqué).

10e *Obs.* Après beaucoup de remèdes évacuans et fondans, un ecclésiastique vit diminuer sensiblement une jaunisse considérable. Il restait cependant encore une légère teinte jaunâtre au blanc des yeux, un peu de gonflement à la région du foie, de la lenteur, de la faiblesse dans les opérations de l'estomac; un reste d'atonie dans les vaisseaux biliaires et d'épaississement dans les humeurs, me parurent être les causes de ces légers symptômes morbifiques encore subsistans. Les eaux de Capbern sont très-propres à remédier à ces deux vices. Elles étaient indiquées, je les ordonnai; on les prit, et mon attente ne fut point trompée. (Picqué).

11° *Obs.* M. C., de Mauleon-Magnoac, ancien capitaine de chasseurs, âgé à peu près de 40 ans, et d'un tempérament bilioso-sanguin, avait éprouvé une maladie bilieuse à la suite de laquelle il se déclara une jaunisse intense; à cela se joignait un abattement soit moral, soit physique, extrêmes. Il commença à boire nos eaux et à s'y baigner le 13 juillet 1820, et le 23 du même mois la jaunisse avait disparu, la force et la gaité étaient revenues, l'appétit, qui était nul à l'arrivée du malade, était à cette époque très-décidé, et M. C. jouissait d'une bonne santé. Il est à remarquer que les eaux purgèrent considérablement le malade et qu'il éprouva, pendant presque tout le temps de leur usage, des déjections bilieuses. La précession d'une longue maladie, des récidives très-fréquentes, le défaut d'appétit, l'abattement des forces, l'absence de tout symptôme indiquant une phlegmasie hépatique, tout prouve que cette jaunisse, comme celles des deux observations précédentes, doit être mise au nombre de celles qui dépendent de l'atonie de l'organe hépatique et de l'estomac.

12ᵉ *Obs.* R. O., de Lannemezan, d'un tempérament bilioso-sanguin, était atteinte depuis long-temps, d'une jaunisse pour laquelle je l'envoyai à Capbern; après dix jours d'usage de ces eaux la malade rentra, non pas tout à fait guérie, mais seulement avec un reste de jaunisse qui disparut complétement quelque temps après. Les symptômes d'une asthénie bien marquée, soit du foie, soit de l'estomac, et l'absence de toute trace de surexcitation de ces mêmes organes, tout concourt à donner à cette observation le caractère des précédentes. La fille qui en fait le sujet éprouvait une suppression qui disparut aussitôt que l'estomac, revenant sans doute à son état normal, exerça sur l'utérus son influence naturelle.

Les eaux de Capbern agissant sur l'estomac comme nous l'avons vu, et sympathiquement sur le foie, ne pourraient-elles pas être très-efficaces, dans certains cas de constipation, dépendans d'un défaut de sécrétion de la bile, par l'inertie de l'organe hépatique? On sait que les excitans de cet organe, sont très-utilement employés dans une pareille circonstance. N'est-ce pas là une présomption favorable relativement aux bons effets de nos eaux dans ces cas? Passons à ceux qu'elles produisent dans le catharre de la vessie.

Adieu.

LETTRE X.

Le catarrhe est aujourd'hui, comme tant d'autres maladies, le sujet d'une grande divergence d'opinions parmi les médecins. Les uns, ne concevant la formation des fluides que par l'intermédiaire des organes sécrétoires, prétendent qu'un surcroît d'humeurs doit être nécessairement le résultat d'un surcroît de vitalité concentrée sur l'organe sécrétoire ; aussi, déduisent-ils de ce raisonnement le caractère sthénique des affections catarrhales, et les assimilent-ils aux pituiteuses, que les anciens en avaient soigneusement séparés. Les autres, se fondant sur la différence des causes, des symptômes et du traitement de ces deux ordres d'affections, soutiennent que le catarrhe peut être à la vérité sthénique ; mais qu'il est des cas où il est visiblement asthénique ; et que les maladies pituiteuses surtout, offrent toujours ce caractère. Il paraît en

effet que ces derniers sont fondés dans leur opinion ; car sans parler de ce que ces maladies qui
ont des causes, des symptômes et un traitement
différens, ne sauraient, sans qu'on viole toutes les
règles de la logique, être confondues ensemble;
il ne paraît pas que les humeurs soient, dans tous
les cas, le résultat des sécrétions. L'apparition subite
et instantanée de certaines jaunisses, dépose contre
une pareille prétention, avec laquelle d'ailleurs les
différentes diathèses semblent en opposition, et
nous force de convenir que l'économie peut être
frappée, en tout ou en partie, de certaines dégé-
nérations inconciliables avec le temps d'un travail
sécrétoire préalable. D'ailleurs, il n'est pas exact de
dire qu'une augmentation de sécrétions suppose toujours une concentration de vitalité sur l'organe sécrétoire; puisque dans les maladies catarrhales elles-
mêmes, on voit à leur début et lorsque l'irritation est
la plus intense, les sécrétions être très-peu abondantes
et augmenter, au contraire, beaucoup vers la fin,
quand l'irritation a considérablement diminué et presque disparu. Il faut donc reconnaître, ainsi qu'il résulte des considérations de Barthez *sur le système
entier des forces du principe vital*, qu'un accroissement d'action de la part d'un organe, peut
coïncider avec la faiblesse de ce même organe.
Les catarrhes dans leur déclin, ou dans leur état
chronique, paraissent être dans ce cas, et cet
accroissement d'action que les adversaires de cette

doctrine imbus d'idées spéculatives bien en opposi
tion avec les résultats pratiques, prétendent être
incompatibles avec un état d'atonie, ne l'est pas
plus cependant, selon une comparaison du professeur Lordat, aussi juste qu'ingénieuse, que
*l'attitude menaçante d'un empire épuisé, avec la
faiblesse qui rend sa ruine presque inévitable.* Nous
reconnaîtrons donc dans le catarrhe chronique,
comme dans toute maladie, dont le cours se pro-
longe, un état de faiblesse qui en fait le principal
élément ; et nous nous expliquerons l'efficacité de
nos eaux, dans cette affection, par leur propriété
tonique.

1.re *Obs.* M. P., âgé de 30 ans, et jouissant d'une
bonne santé, faisait un usage assez soutenu du vin.
Il lui arrivait quelquefois d'en prendre un peu
trop. Il se livrait aussi fréquemment à des exercices
soit à pied, soit à cheval. Un jour d'été, il se sentit
atteint d'une retention d'urine.... à peu près complète, qui s'accompagnait de douleur hypogastrique
et de fièvre. Le peu d'urine qui était rendue,
était chaude et rouge; de sorte qu'il était manifeste
que la strangurie avait pour cause immédiate une
irritation inflammatoire de la muqueuse de la vessie..... Le malade fut soulagé par des remèdes appro-
priés ; cependant..... des mucosités en grande quantité
étaient rejetées par les urines ; certains remèdes
furent administrés sans un grand succès. Ce fut
alors que le malade s'en alla à Capbern, où il but

et se baigna, sans autre remède..... Le premier effet
des eaux fut d'augmenter les urines et les mucosités..... Trois semaines suffirent pour le rendre à
sa santé accoutumée. Par reconnaissance, il va depuis cette époque, passer chaque année, à la même
source, une quinzaine de jours; et toujours y puise
une nouvelle vigueur. Il atteint constamment son
but, et il n'y a jamais eu aucune menace de
récidive.   (PEYRIGA)

· 2ᵉ *Obs*. Jai vu à Capbern, il y a bien long-temps,
un malade qui était tourmenté d'un vieux catarrhe
vésical. Une excrétion de mucosités qui se mêlaient
aux urines, et rendaient celles-ci très-difficiles, le
fesait beaucoup souffrir. Il but et se baigna dans
notre source; et après quinze jours de bains et de
boisson, les douleurs et l'excrétion des matières gé-
latineuses cessèrent entièrement; et le malade tout-
à-fait guéri, n'a plus éprouvé, depuis cette époque,
les incommodités que lui avaient laissées son catarrhe.

Il est à remarquer que les individus qui font le
sujet de ces deux observations, n'ont éprouvé aucune récidive. Le catarrhe n'aurait-il pas été, chez
eux, sous la dépendance de l'estomac ? On sait en
effet, combien les fonctions de la peau sont liées
au bon état de ce viscère, et combien leur dérangement influe sur la production des maladies catarrhales, dont un médecin Allemand (Willic, *de*
fréquenti catharrhorum ex primis viis orgine.

Gott. 1776) a placé la source la plus ordinaire dans les premières voies. Serait-il bien étonnant que nos eaux, qui sont un si puissant coroborant de ces organes, eussent enrayé un état de faiblesse relative dont le derme était frappé chez ces individus, et eussent prévenu ainsi toute nouvelle atteinte de l'affection qu'elles avaient détruite? N'est-ce pas ainsi qu'agissait la thériaque, que les anciens administraient à la fin des catarrhes, et qu'agissent encore les eaux minérales sulfureuses qu'on prescrit presque tous les jours, à ceux qui s'enrhument au moindre changement de température?

3ᵉ *Obs.* Mad. B., de Lorthet, me consulta il y a deux ou trois ans, au sujet d'une perte blanche qu'elle éprouvait depuis plus de douze ans, et qui la contrariait infiniment, par la stérilité dont elle supposait qu'elle était la cause chez elle. Après lui avoir prescrit quelques remèdes préparatoires, je l'envoyai aux eaux de Capbern, qui diminuèrent considérablement sa perte. L'année d'après elle revient encore dans notre établissement, et s'en trouva si bien, qu'elle devint mère, après avoir perdu l'espoir de jamais l'être.

Une propriété assez saillante des eaux de Capbern, qui n'est sans doute qu'une extension de leur action sur le tube intestinal, c'est de pousser par les urines; cette particularité, dont on pourrait tirer parti, dans certaines maladies chroniques du bas-ventre qui trouvent leur solution dans un flux d'urines, fait qu'on s'en sert, avec beaucoup d'avantage, dans le cas où il s'agit de débarrasser les organes uro-poétiques, ou la vessie, de certains produits qui s'y forment. C'est ainsi, par exemple, qu'elles contribuent puissamment à déblayer ces organes des graviers, qui causent ordinairement des souffrances si aiguës. On voit assez souvent de pareils malades, n'éprouver que peu d'effet des diurétiques froids, ou être trop excités par les diurétiques chauds; les eaux de Capbern s'adaptent mieux en général, dans ces cas, à la sensi-bilité des organes malades, et l'on voit dans notre éta-blissement une infinité de graveleux rendre toujours par leur usage, et avec un soulagement marqué, des quantités énormes de graviers. J'en rapporte-rai deux observations seulement parmi beaucoup d'autres.

4.e *Obs:* M. D., receveur de l'enregistrement à Labarthe, était sujet à des attaques de coliques néphrétiques, pour lesquelles j'avais été quelquefois forcé de pousser la méthode antiphlogistique aussi loin que possible, tant les symptômes étaient violens. Les attaques revenaient de loin en loin, et toujours très-intenses. Je conseillai d'essayer les eaux de Capbern : elles produisirent chez le malade un effet si marqué, qu'elles lui firent rendre des quantités considérables de sable. Il revint encore depuis à Capbern avec un soulagement marqué. Les attaques devinrent de plus en plus éloignées; et ce n'est pas de la colique néphrétique que M. D. est mort.

5ᵉ *Obs.* Un respectable ecclésiastique de Lannemezan, M. l'abbé N., était sujet à des coliques né-
phréthiques très fréquentes dans le principe. Fatigué
de toujours souffrir, il se mit à l'usage des eaux
de Capbern, qu'il buvait tous les ans, pendant
quinze jours ou trois semaines. Elles lui procurèrent
l'expulsion de beaucoup de graviers et quelquefois
même de calculs assez considérables. M. N. parvint
enfin à n'éprouver ses attaques que très-rarement
et elles étaient, quant à leur intensité et leur durée, bien moindres que dans le commencement. Combien de fois ne m'avait-il pas dit, qu'il devait ce
bonheur aux eaux de Capbern! Ce vénérable ecclésiastique est mort à Lannemezan, à l'âge de 80
ans passés.

Ces deux observations sembleraient prouver que
nos eaux ont la propriété de faire cesser, ou au
moins de diminuer, la condition vitale, quelle qu'elle
soit, qui préside à la formation de ces corps étrangers, en même temps qu'elles en évacuent les différens produits. Je vais passer aux observations qui
prouvent leur efficacité dans les engorgemens du
système de la veine-porte.

Il est des médecins, Staahl surtout, qui ont soutenu que les hémorrhoïdes, étaient nécessaires à la
santé. Galien, Ætius et d'autres, sont d'une opinion
contraire; en effet, outre qu'on voit, ainsi que le
rapporte Montègre, des hémorrhoïdes disparaître, et
les sujets se bien porter, Kœmph observe avec

raison que , parmi les hémorrhoïdaires , dont
les flux sont périodiques, il en est qui sont constamment valétudinaires, et d'autres qui n'éprou-
vent pas moins des maladies très - graves. C'est
donc une vérité acquise , que , quel que soit le caractère des hémorrhoïdes, il faut, en prenant les précautions nécessaires, chercher à les guérir. Je conviens
que la chose est souvent difficile; mais je suis. très-
porté à croire qu'un des moyens peut-être les plus
efficaces pour y parvenir , c'est l'eau de Capbern.

Beaucoup de maladies proviennent sans doute
d'une pareille cause ; mais il est vraissemblable qu'un
grand nombre de médecins , en généralisant un peu
trop la fréquence , s'exagèrent le nombre de ces cas.
Ce reproche doit surtout s'adresser aux disciples
de Stahl ; car pendant que ce médecin célèbre pa-
rait y rattacher principalement les différentes formes
de l'hypocondrie (*de venâ portâ porta malorum
hypocondriacorum*), Junker , son disciple ; donnant
plus d'extension aux idées de son maître , en fait
dépendre généralement toutes les maladies (*de venâ
portâ porta malorum*). Certes si l'on a quelquefois
abusé du raisonnement *post hoc , ergo propter hoc,*
c'est dans cette circonstance ; cependant un pareil
abus ne doit pas nous empêcher de reconnaître que
souvent de graves affections sont liées à une pareille
cause. Hypocrate avait déjà observé que la mélan-
cholie , et l'hypocondrie cèdent par fois à un flux
d'hémorrhoïdes. On trouve des exemples semblables

dans Fabrice de Hildan, Bagliri et beaucoup d'autres.

Stahl, qui a été le premier, je crois, à remarquer la tendance de certains organes à s'affecter d'après les âges (1), dit que les hémorrhoïdes attaquent de préférence l'âge mur. Quoiqu'une pareille règle ne soit pas sans exceptions, il est cependant vrai de dire que c'est de 40 à 45 que cette affection se déclare. Cette circonstance, jointe à certaines autres, ne milite-t-elle pas en faveur du caractère, le plus souvent asthénique, des congestions hémorrhoïdales? A cette époque, en effet, une excitation presque continuelle, qui constitue en quelque manière toute l'existence du jeune âge, est remplacée par un genre de vie tout opposé: le calme moral et le repos physique qui succèdent aux passions incandescentes, aux exercices immodérés, doivent nécessairement amener une grande diminution dans la fréquence des excitations, et par cela moins de chances aux affections sthéniques. Ce n'est pas tout, et si l'on songe que la nouvelle sphère d'idées, de goûts, d'occupations, qui sont l'appanage de cette période de la vie, sont bien plus en rapport avec là dépression constante qu'avec une exaltation passagère des propriétés vitale; si l'on se rappelle que la force tonique du foie est très-obscure; que la structure

(1) Un des faits les plus probans de cette idée, est l'observation de Samolowitz, médecin russe, qui, dans sa relation de la perte de Moscow, dit que les bubons paraissaient au cou chez les enfans, aux aisselles chez les jeunes gens, et aux aines chez les hommes faits

des vaisseaux de la veine-porte, y favorise singulièrement les stases humorales; si à ces considérations, on ajoute le défaut fréquent de symptômes
sthéniques, et si l'on fait entrer en ligne de compte,
certains tempéramens hémorrhoïdaires qu'il faut
écorcher, comme dit Montesquieu, pour les faire
sentir ; on aura, je pense, des présomptions suffisantes, pour croire que les hémorrhoïdes, loin d'être
toujours, comme on le prétend, une phlégmasie de
la muqueuse du rectum, ne sont souvent au contraire que de véritables *infaritus*, comme disait
Kœmph, exempts de tout mélange phlégmasique.

Les eaux de Capbern sont employées pour rappeler, modérer ou régulariser le flux hémorroïdal. Il
y a des médecins qui croient qu'elles agissent par une
véritable propriété spécifique, tant elles réussissent
dans des cas divers ; quant à moi, il me semble que
la suppression, l'abondance ou l'irrégularité des
hémorrhoïdes pouvant se rattacher à une même
cause, l'asthénie, il est tout simple que nos eaux
soient efficaces dans des circonstances, non seulement très-différentes, mais encore opposées en apparence.

6ᵉ *Obs*. Un ecclésiastique respectable était sujet à
un flux hémorroïdal périodique qui l'affaiblissait
beaucoup. Il se met à l'usage des eaux de Capbern.
Il les prend deux fois l'année. L'écoulement revient
chaque mois; mais avec modération et sans affaiblir
le sujet (Picqué).

7ᵉ *Obs.* Un gentilhomme d'environ 50 ans, d'un
tempérament bilieux, était sujet à un flux hémorrhoïdal irrégulier, et toujours précédé par des
douleurs vives au dos, des étourdissemens fréquents,
une migraine cruelle et un accablement général.
Depuis quelques années, il use des eaux de Capbern
et se fait saigner le printemps. Il n'a plus ni l'écoulement des hémorrhoïdes, ni les symtômes alarmants
qui le dévançaient constamment (Picqué).

Cette observation prouve que les hémorrhoïdes
peuvent être guéries sans inconvénient, moyennant
certaines précautions. Nos eaux ont une efficacité
trop généralement reconnue contre les affections de
ce genre, pour qu'on ne convienne pas qu'elles ont
fait à elles seules tous les frais à peu près de la cure.

8ᵉ *Obs.* Un de mes amis, d'un tempéramment
bilieux, avait des éblouissemens fréquents, des maux
de tête considérables, des douleurs vagues, un ma-
laise général. Il prit les eaux de Capbern. Il parut
des boutons hémorrhoïdaux. On y appliqua les
sangsues, et le calme reparut. Ce Monsieur l'entretient
par l'usage annuel de ces mêmes eaux (Picqué).

Cette observation est précieuse en ce qu'elle fait
voir le parti qu'on peut tirer des eaux de Capbern,
dans certains cas où les causes du mal ne sont pas
faciles à établir. A 40, 45 ans, on est ordinairement
sujet à une infinité d'accidens qui se rattachent ordinairement à des congestions hémorrhoïdales. Cette
circonstance d'âge doit suffire au médecin pour lui

faire soupçonner la source de ces accidents. Dans ce cas, si la cause est réellement telle qu'on est en droit de la supposer, les eaux de Capbern font fluer le sang par le fondement, ou bien amènent des boutons hémorrhoïdaux, ou bien encore, sans décider ces phénomènes, soulagent d'une manière marquée. Si elles ne produisent aucun bon effet, c'est une présomption qu'on a mal établi son otiologie.

9e *Obs*. Madame B. , âgée de 36 à 40 ans, et d'un tempérament lymphatique, était depuis 15 ans, sujette à une éruption dartreuse au visage. Elle fit un long usage des eaux de Bagnères de Luchon, qui ne produisirent jamais que des guérisons momentanées. Après l'administration de certains topiques et de quelques moyens intérieurs, qui produisirent un effet plus durable que les eaux de Luchon, la dartre revint à son ordinaire. La malade prit alors les eaux de Capbern comme dépurantes, et vit, à son grand étonnement, le sang hémorrhoïdal se montrer par les veines de même nom, d'une manière assez abondante et l'irruption disparut. (Peyriga).

10e *Obs*. Un ecclésiastique éprouvait tous les accidents d'un sang hémorrhoïdal qui ne peut fluer : il avait fait plusieurs remèdes inutilement, parmi lesquels comptaient beaucoup de demi-bains domestiques et autres. Il se décide enfin, en dernière ressource, à aller se baigner à Capbern. Quelques demi-bains suffisent pour donner issue à trois ou quatre gouttes de sang hémorrhoïdal, qui font disparaître, presque subitement, tous les accidens qui, depuis long-temps, tourmentaient le malade (Peyriga).

Cette observation semble prouver deux choses. D'abord, que les eaux de Capbern, lors même qu'on n'en fait usage qu'à l'extérieur, agissent, ainsi que je l'ai dit, sur le système abdominal ; et ensuite, qu'une petite cause, agissant dans notre économie, produit quelquefois de bien grands effets. Cette dernière particularité au reste n'est pas rare, surtout chez les tempéramens nerveux.

11ᵉ *Obs.* J'ai vu, en 1812, je crois, M. de G., de Tarbes, venu à Capbern avec son fils pour des hémorroïdes supprimées. Que ce flux ait été rétabli chez lui par l'usage de nos eaux, il n'y a rien d'étonnant. C'est un résultat qu'elles amènent tous les jours. Mais ce qui semble quelque peu étonnant, c'est que M. de G. fils, jeune homme de 22 ans à peu près, qui se baignait et buvait comme son père, éprouva pendant son séjour à Capbern, et à différentes reprises, un flux sanguin assez abondant par les vaisseaux hémorroïdaux. Ce fait prouve-t-il qu'il fût déjà atteint d'hémorrhoïdes internes, ou bien ne faut-il l'attribuer qu'à la propriété qu'ont les eaux de Capbern d'activer la circulation dans les organes du bas-ventre en général, et dans les vaisseaux de la veine-porte en particulier ?

Je pourrais citer beaucoup d'autres observations qui prouvent l'action puissante de nos eaux sur ce système. Je pourrais moi-même me donner en preuve ;

je pourrais encore rapporter les cas de MM. L., de
Tarbes, H. de Ricaud, F. de Campistrous, tour-
mentés plus ou moins par des hémorrhoïdes internes
ou fluentes, et tous ayant obtenu un soulagement
marqué depuis qu'ils font usage de nos eaux. Mais
toutes ces citations n'ajouteraient rien à l'autorité
des faits que j'ai fait connaître. Je crois d'ailleurs,
quand les observations des autres ne me manquent
pas, devoir être sobre de celles de mon cru. Je
ne veux pas cependant passer sous silence un cas
assez intéressant, lequel en même temps qu'il est,
comme les précédens, une preuve de l'action de
nos eaux dans le cas d'hémorrhoïdes supprimées,
fait voir encore, combien il est important dé prendre, pendant leur usage, toutes les précautions
hygiéniques que recommandent la prudence et le
bon sens.

12e *Obs.* M. L., des environs de Bordeaux, vint
à Capbern en 1831, pour des incommodités qui
dataient d'une suppression d'hémorrhoïdes assez abondantes. M'ayant consulté sur son état, je lui pres-
crivis un plan de conduite qu'il suivit exactement.
Au bout de quelque temps, il parut des boutons
hémorrhoïdaux qu'il n'avait pas vus depuis la suppression, quoi qu'il eût fait usage de beaucoup de
moyens usités en pareil cas, et surtout de toutes
les eaux à peu près, fréquentées dans les Pyrénées.
D'un tempérament bilioso-nerveux, M. L., très-irrita-
ble supportait difficilement la contradiction ; surtout

dans ce qui avait rapport au bien qu'avait produit
et que devait produire encore, la révolution de
juillet, dont, comme de raison, il était partisan
déclaré. Par malheur, il y avait alors à Capbern
d'autres étrangers qui ne partageaient pas à cet
égard, ses convictions, et qui faisant un jour, en
sa présence, une sortie contre certains actes arbi-
traires de quelques nouveaux parvenus (1), prirent
occasion de là, pour déclamer contre la souveraineté
nationale, qui était aux yeux de M. L., un dogme
auquel il n'était pas permis de toucher sans com-
mettre un sacrilége politique. Aussi, relevant le
gant qu'on lui jetait avec des expressions, il faut
l'avouer, qui ne sentaient guère l'atticisme, il
repoussa les attaques qu'on venait de se permettre,
avec une chaleur qui dégénéra bientôt en un violent
accès de colère. Dès lors, disparition subite des boutons hémorrhoïdaux et difficulté pendant quelques
jours de supporter nos eaux. (J'ai connu un joueur
passionné qui, toutes les fois qu'il jouait, éprouvait
ce dernier effet). Cette dispute qui avait affecté
désagréablement tout le monde, finit pourtant par

(1) Il paraît que ces vexations étaient générales. Quelqu'un, que
vous connaissez bien, ne pouvant s'en garantir, quoique dans ce but
il eut changé de domicile, écrivait à un fonctionnaire, au sujet
de ces vexations : « Un pareil raffinement a lieu de me surprendre.
» Je croyais qu'il n'y avait que certains chiens hargueux, auxquels
» on est obligé de rogner les dents, qui devinssent enragés quand
» ils ne pouvaient plus mordre. »

nous égayer tous et voici comment. Un individu
des environs, Polyphron moderne, que sa com-
plaisante moitié, marquait au front du sceau de ce
marquis de B., si plaisant dans le roman de Faublas,
cet individu, dis-je, prenant le parti des adversaires
de M. L. pour leur faire sa cour, renchérit plate-
ment sur leurs déclamations. Alors M. L., passant
de la colère la plus violente à la plus bruyante
gaîté, s'écria en étouffant de rire : Oh Messieurs !
puisque j'ai un adversaire comme M. tel, j'avoue
que je ne saurais *lutter* avec lui ; et je me reconnais
vaincu. Je confesse donc que le temps présent n'est
rien en comparaison des siècles passés. Je n'oserais
cependant affirmer qu'il les préfère, mais je suis sûr
au moins que personne ne peut dire à plus juste
titre que lui, avec certain Espagnol :

> Passò lo de oro,
> Passò lo de plata,
> Passò lo de hierro.
> Vive lo de cuerno (1).

Adieu.

---

(1) Le siècle d'or est passé, le siècle d'argent aussi, celui de fer
aussi : nous sommes dans celui de corne.

LETTRE XI.

Il me reste encore à vous entretenir, mon cher ami, de l'efficacité des eaux de Capbern, dans les dérangemens menstruels; c'est là, d'après des idées populaires, le triomphe de ces eaux. Pas de femme, en effet, dans le pays, qui, venant à épouver une suppression, ne se mette à leur usage, avec la ferme conviction d'un guérison certaine. Un médecin sent aisément combien il doit y avoir de mécomptes, dans un pareil calcul.

La menstruation peut être dérangée par deux ordres de causes, dont les unes agissent sur un organe éloigné, dont l'influence se fait plus ou moins sentir sur l'utérus, et les autres sur cet organe lui-même. Ces deux ordres de causes idiopathiques, ou sympathiques, ne sont pas toutes, au moins dans le commencement, susceptibles de céder à l'action de nos eaux Il faut, au moins pour quelques-unes, qu'elles

aient appuyé un certain temps sur l'organisation.
C'est dire que nos eaux, impuissantes ou nuisibles
dans l'état aigu, réussissent le plus souvent dans
l'état chronique.

Outre la différence des causes du dérangement
de la menstruation, selon qu'elles ont leur source
dans l'uterus ou dans un organe éloigné, il y en
a une autre, non moins importante, en tant qu'elles agissent en surexcitant ou en débilitant. C'est
ainsi que cette influence réciproque de deux organes, garant de la régularité de leurs fonctions,
peut être également détruite, soit par un état de
faiblesse ou de surexcitation organique, et amener
ainsi une maladie, qui, toujours la même quant
au résultat, la suppression, sera néanmoins très
différente dans sa nature; puisque, dans un cas,
elle sera curable par des débilitans, et dans l'autre, par les toniques.

Parmi les causes sympathiques du dérangement
des menstrues, les plus ordinaires sont sans contredit,
celles dont le départ est dans l'estomac. Les affections de la matrice sont souvent en effet, de son
département, comme le disait Bordeu; ce sont de
véritables maladies stomacales. On conçoit que dans
ces cas, nos eaux agissant immédiatement sur ce
viscère, et faisant cesser la modification vicieuse,
qui détruisait son influence normale, rétablisse cet
équilibre réciproque entre ces deux organes, sous
lequel se place l'exercice régulier de leurs fonctions,
et par cela même, la santé.

Les causes idiopathiques peuvent, comme les sympathiques, être de nature opposée, excitantes ou débilitantes. Selon les idées du jour, les premières sont presque les seules et n'agissent jamais que localement. Je pense que ces assertions sont bien loin d'être prouvées, et que les cas où la maladie dont je m'occupe est le résultat d'une faiblesse générale ou locale, sont aussi fréquens que les autres, peut-être même davantage.

On sent que les désordres de la menstruation pouvant tous se rattacher à une même modification de l'uterus, idiopathique ou sympathique; il n'y aura rien d'étonnant à ce que nos eaux réussissent dans des cas, non seulement très différens en apparence, mais même opposés. C'est ainsi que la suppression, la trop grande abondance, la diminution, l'irrégularité des menstrues, pouvant se lier à une seule et même modification vitale, nos eaux agiront aussi par une seule et même propriété, dans tous ces cas.

J'ai dit que toutes les causes du dérangement menstruel n'étaient pas susceptibles de céder, au moins dans le principe, à l'action de nos eaux. Ce n'est en effet que quand ces causes ayant agi assez long-temps sur la constitution, elles ont déprimé les forces radicales, au point sans doute de rendre supportable, nécessaire même, l'action de ce moyen thérapeutique. Au reste, cette propriété agit, comme nous l'avons déjà remarqué, d'une manière si

douce, que son effet stimulant n'est presque pas
apercevable. Ces eaux auraient donc l'avantage des
toniques, sans en avoir les inconvénients ; et l'on
pourrait s'en servir dans les cas nombreux où
l'on a besoin de fortifier sans exciter. Cette circonstance fait présentir combien leur domaine peut
être utilement étendu. Voyons quelques observations
sur leurs vertus emménagogues, dont M. Picqué a
dit *qu'elles opéraient merveilleusement*, dans les
cas où nos eaux étaient indiquées, sous ce rapport.

1re *Obs.* Une fille de Lahitte, âgée d'environ
vingt ans, d'un tempérament sanguin et pituiteux,
avait éprouvé le froid et l'humidité, dans le temps
de ses règles. L'écoulement s'arrêta et ne revint
plus. Quelque temps après, le corps se bouffit légère-
ment. Il y eut des palpitations fréquentes et considérables ; l'estomac se gonfla, les digestions furent
difficiles, la respiration devint pénible et il y eut
une petite toux convulsive, qui augmentait et
diminuait par reprises. Après un an de souffrances,
un purgatif, une saignée du pied et les eaux
de Capbern, continuées long-temps, firent dis-
siper tous les symptômes et reparaître les menstrues. (Picqué).

Cette suppression paraît avoir été de nature sthénique. Cependant elle fut guérie par les eaux de Capbern, et par elles seules ; puisqu'elles furent continuées long-temps après le purgatif et la saignée.

2e. *Obs.* Une fille d'Avezac, âgée d'environ qua-

rante ans, d'un tempérament bilieux, ayant jusqu'alors joui d'une bonne santé, fut atteinte de
pertes considérables, à chaque période de ses ordinaires. Ces écoulemens excessifs l'avaient rendue pâle,
faible et languissante. Elle avait inutilement mis
en usage les saignées révulsives, quelques purgatifs et des astringents. Elle prit les eaux de Capbern à petite dose, en commençant ; continua long-
temps en augmentant peu à peu la quantité, et les
abandonna, quand le calme et la santé eurent reparu.
(Picqué.)

3ᵉ. *Obs.* Une jeune fille de dix-huit ans, d'un tempérament sanguin, forte et bien constituée, souffrit
beaucoup lors de l'apparition de ses mois. L'écoulement n'avait point de période fixe, et revenait toujours, accompagné de mal aux reins, de tranchées,
de douleurs énormes. Quelques saignées au bras, les
eaux et les bains de Capbern, pris pendant trois
saisons consécutives, établirent l'ordre qui n'a pas
encore été troublé depuis près de six ans. (Picqué.)

4ᵉ. *Obs.* Cette demoiselle dont parle M. Picqué
à l'article *vapeurs*, de son mémoire sur nos eaux,
présentait outre certains autres symptômes, un
dérangement dans ses menstrues. Ce dérangement
paraissait être, ainsi que nous l'avons remarqué, sous
l'inflence de l'estomac ; et il fut guéri par l'usage
de nos eaux, ainsi que les autres accidents.

5ᵉ. *Obs.* Une fille de mon village éprouva divers
accidents, dont je jugeai que le dérangement des

règles était la cause. Cette évacuation demeura toujours incomplète, dans son abondance, et irréguliere
dans ses retours. Enfin, les premièrs accidents
reparurent plus intenses. Je purgeai la malade et
je l'envoyai aux bains de Capbern, avec le conseil
de boire et de se baigner, sans égard aux ulcères
et à l'engorgement des jambes. Je lui fis d'abord
prendre des demi-bains tièdes, et ensuite des bains
entiers, à la température naturelle des eaux. Les
règles s'établirent d'une manière régulière, leur
abondance redevint naturelle ; et les accidents
disparurent pour ne plus revenir. (Peyriga).

Il y a, dans cette observation, une circonstance
qui la rapproche de la neuvième de la précédente.
Dans celle-ci, Mme B., portait une dartre à la
figure ; dans l'autre, la malade avait des ulcères
aux jambes ; l'une et les autres disparurent par
l'usage de nos eaux. Certes, il n'est pas nouveau que
des désordres physiques extérieurs se rattachent à
l'état des viscères ; mais alors, ne serait-on pas fondé
à croire que, si l'on y regardait de plus près,
certains malades qu'on envoye ordinairement à
Barèges, pourraient être soulagés à Capbern ? J'ai
vu, il a bien long-temps, à ces eaux, Mlle de L.,
depuis Mme de S^t. P. ; elle y était venue pour une
tumeur blanche au genou, qui coincidait, je crois,
avec une suppression menstruelle. La malade ne pouvait se rendre à l'établissement, qu'avec des béquil-
les, dont, après trois semaines ou un mois d'usage
de nos eaux, elle n'eut plus besoin.

6e *Obs.* Une fille d'Asque, de l'àge de ving-deux ans, et d'un tempérament lymphatique, était atteinte de chlorose, depuis l'âge de dix-huit ans, où ses règles se supprimèrent. Les remèdes emménagogues, à moins d'être combinés avec les relâchans, n'obtinrent jamais qu'un résultat imparfait, et souvent même aggravaient le mal. Les eaux de Capbern en boisson et en demi-bain tempéré, augmentaient toujours la menstruation qui, pendant quelque temps, se soutenait toujours dans un bon état, au grand soulagement de la malade. Cela fut répété à plusieurs reprises et toujours avec, succès....

Cette malade découragée de ne jamais recouvrer une santé parfaite, *tomba dans un état de tristesse et de découragement*, dit le Dr Peyriga, *mais toujours est-il vrai de dire, que les eaux de Capbern obtinrent ici constamment des succès, refusés à tout autre genre de médication* (Peyriga).

7e *Obs.* Une fille âgée de dix-huit ans, n'avait jamais été réglée, et elle éprouvait les dérangemens attachés à cet état.... Elle avait presqu'inutilement employé les emménagogues. Elle fit usage des eaux de Capbern, en boisson et en bains, durant deux printemps, et une guérison complète en fut l'heureux résultat, sans qu'elle ait eu recours à aucune autre sorte de remède. (Peyriga.)

8e *Obs.* Une femme....., mère de deux enfants, et qui avait vu ses règles se supprimer spontanément, crut à l'existence d'une troisième grossesse.

Détrompée par le temps , elle se décida enfin à faire des remèdes, qui n'obtinrent pas l'effet désiré. Elle fut envoyée aux eaux de Capbern, et elle vit ses règles se rétablir , après le troisième demi-bain tempéré. (Peyriga).

9e *Obs.* Une femme mariée était depuis quelque temps , et contre son ordinaire, réglée abondamment deux fois par mois. Elle était d'un tempérament sanguin , sec et irritable. Je lui conseillai l'usage modéré des eaux de Capbern, coupées avec l'eau de ris; avec un régime doux et tempéré. La menstruation continue à revenir tous les quinze jours, mais en quantité moindre. Elle finit enfin par ne paraître qu'à chaque mois (Peyriga.)

Quoique la malade , qui fait le sujet de cette observation, ait pris nos eaux coupées , ce n'est pas à dire pour cela , qu'elle ne les eut supportées pures. Il est très peu d'estomacs, en effet, qui ne s'en accommodent pas. Il y a pourtant des idiosyncrasies pour lesquelles on est obligé de les mêler à des tisanes ou à des infusions approriées. Cela ne semble pas trop prouver pour leur vertu non excitante; mais cela prouve seulement , que la sensibilité de ces individus , en est désagréablement impressionnée; car il arrive souvent, que ceux pour qui on les coupe ainsi , supportent fort bien les excitants très-décidés.

10e *Obs.* Mlle B., de Mauleon Magnoas , âgée de vingt-quatre ans environ, et d'un tempérament sanguin, vint à Capbern en 1819, pour un suppression qu'elle éprouvait depuis quelque temps. Elle but nos eaux et s'y baigna ; après quelques jours de leur usage, les menstrues reparurent et se soutinrent depuis, sans qu'elle fît usage d'autres remèdes.

11ᵉ *Obs.* La femme de B. R., de L. de Lannemezan, âgée à peu près de trente ans, et d'un tempérament nerveux, éprouvait tous les accidents d'une suppression qui durait depuis cinq ans. Après quelques remèdes inutiles, elle s'avisa de boire les eaux de Capbern chez elle ; après quinze jours qu'elle les eut prises, les menstrues reparurent et se soutinrent jusqu'à l'âge critique.

La grande efficacité de nos eaux, contre les suppressions, fut sans doute la cause qu'on les prescrivit contre la chlorose, dans un temps où on la regardait comme l'effet constant de ces suppressions, ou peut-être encore parce que les martiaux y étant souvent utiles, les eaux de Capbern, qu'on regardait comme ferrugineuses, ont dû y être crues comme très avantageuses à ce titre. Quoiqu'il en soit, elles y réussissent très souvent, et très souvent aussi, dit M. le Dʳ Picqué, on doit les y préférer aux martiaux ; parce que l'estomac ne peut supporter ni le fer, ni ses différentes préparations, même à petites doses. Les eaux de Capbern sont donc moins excitantes que les préparations martiales, qui comptent parmi les roborans, ou parmi les moyens qui fortifient sans exciter.

bern, avec Me V., sa sœur. Cette demoiselle, très maigre et d'un tempérament excessivement nerveux, m'avoua n'avoir jamais pris ces eaux sans éprouver une forte chaleur à la poitrine.

Cette disposition aux irritations, que nous avons vue bornée au poumon, chez certains individus, peut être générale et s'étendre à toute l'économie. C'est ce que M. le Dr Picqué appelle, dans son mémoire sur nos eaux, *éréthisme des solides*. Cet état contr'indique aussi les eaux de Capbern.

26e *Obs.* Des émétiques, des purgatifs administrés à Mlle Fourcade, de Prat, jeune, vive et bilieuse, emmenèrent des symptômes qui dénotaient chez elle, et l'éréthisme des solides et l'acrimonie des humeurs. On l'envoya aux eaux de Capbern, pour des obstructions qu'on croyait être la vraie cause du mal. Le mal augmenta, et l'on abandonna ce remède (Picqué).

27e *Obs.* Une femme de quarante-cinq ans, d'un tempérament très sec, et d'un caractère fort vif, avait à la matrice des obstructions considérables, anciennes, squirrheuses. Contre mon avis, elle fut envoyée à Capbern. Ces eaux furent prises et continuées long-temps, malgré l'enflure des jambes et de l'abdomen qu'occasionna leur usage (Picqué).

28e *Obs.* Anciennement sujet aux hémorrhoïdes, et se portant bien tant qu'elles coulaient, M*** n'avait vu sa santé chancelante que depuis que cet écoulement était supprimé. Il prend les eaux de Capbern.

Elles emmènent des symptômes d'un éréthisme pro-
noncé, qu'une méthode humectante fait disparaître.
Le malade était d'un tempérament atrabilaire ; son
corps était sec et décharné, et le vin et les liqueurs
avaient fait ses délices (Picqué).

La dernière contr'indication que le Dr Picqué établit à l'usage des eaux de Capbern, est la fièvre hectique. Il la regardait, je pense, comme quelquefois
essentielle ; et il ne songeait guère que quelques
cinquante ans plus tard, des médecins de cabinet de-
manderaient, au sujet de cette affection, *ce que c'est
qu'une maladie sans lésion organique*. Je ne m'en-
gagerai pas dans l'examen d'une pareille question ;
je dirai seulement que si par hasard ce qu'on ap-
pelait jadis fièvre hectique, était quelquefois le
résultat d'une lésion vitale, asthénique, sans mélange d'affection organique, je ne vois pas trop
pourquoi les eaux de Capbern n'y pourraient pas
convenir.

Ma tâche est ici terminée. Malgré l'aridité de la
matière, malgré les combinaisons d'une calomnie
bassement calculée, qui a voulu me rendre solidaire
de l'objet de ses haines et de ses ressentimens, les développemens d'un sujet qui se rattachait à mon pays,
m'ont soutenu jusqu'à la fin. Est-il un cœur bien fait
qui soit étranger à un si puissant intérêt !

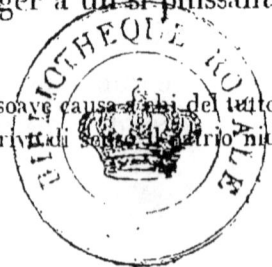

Che die natura al nascimento umano
Verso il caro paese ov'altri è nato
Un non so che di non inteso affecto
Che sempre vive e non invecchia mai.

PASTOR FIDO.

Adieu.

(1) Pour quiconque n'est pas tout-à-fait dépourvu de sensibilité, c'est une bien douce chose que le pays natal. Ce sentiment vague et indéfini que la nature mit dans nos cœurs, au moment de notre naissance, consiste en je ne sais quel attachement qui subsiste toujours et ne vieillit jamais.

TOULOUSE, IMPRIMERIE DE J.-B. PAYA,
HÔTEL DE CASTELLANE.

ERRATA.

Page 1, — Capbvern, *lisez* Capbern.
Cette observation s'étend à tous les mots Capbvern.

Pag. 6, lig. 22e, — n'ont, *lisez* non.

Pag. 14, — innamorato (lig. 4 de la note), *lisez* inamorato.

Pag. 24, dernière ligne, — betracten, *lisez* betrachten.

Pag. 25, ligne 9, — tant il vrai que, *lisez* tant il est vrai que.

Pag. 26, lig. 10, — opposées, *lisez* opposés.

Pag. 27, lig. 11, — diffèrent, *lisez* différent

Pag. 32, lig. 27 — delectæ, *lisez* detectæ.

Pag. 33, lig. 2, — intozoaires, *lisez* entozoaires.

Pag. 39, dernière lig., Mais c'est là, d'un côté, avec, *lisez* mais c'est là, avec.

Pag. 45, lig. 25, — staleliest, *lisez* stateliest.

Page 51, lig. 9, — formantur, *lisez* firmantur.

Pag. 58, lig 6, — partait, *lisez* partaient.

Pag. 60, 4e vers de la citation, — di quel l'antro, *lisez* di quel antro.

Pag. 63, lig. 24, — elle grava, *lisez* grava.

Pag. 68, 18e et 19e lig., — une monticule très escarpée, *lisez* un monticule très escarpé.

Pag. 77, lig. 2e, — événements, *lisez* événement.

Pag. 85, lig. 28e, — chimiæ, *lisez* chemiæ.

Même page, lig. 26e, — expérimentalement comme, *lisez* expérimentalement connue.

Pag. 98, lig. 2e, — baraque, *lisez* barraque.

Pag. 102, lig. 14e, — maintenu, *lisez* maintenue.

Pag. 103, lig. 3, — attirèrent *lisez* attira.

Même pag., l. 2 de la note, — dans les puits, *lisez* dans le puits.

Pag. 105, lig. 21 et 22, — l'infaillibité, *lisez* l'infaillibilité.

Pag. 116, lig. 26e, — Wien Swieten, *lisez* Wan-Swieten.

Pag. 119, lig. 10e, asthénique, *lisez* sthénique.

Pag. 121, lig. 6e, — nich, *lisez* nicht.

Pag. 122, premiers vers de la note, — impregne, *lisez* impregni.

Pag. 128, lig. 28e, — sur telle ou telle autre partie, *lisez* sur telle ou telle partie.

Pag. 132, lig. 17e, — Certes je pardonnerais à ses messieurs, *lisez* ces messieurs.

Pag. 143, lig. 20, — Lannemezun, *lisez* Lannemezan.

Id.　　lig. 23, — laissé, *lisez* laissée.

Pag. 152, lig. 11e, — séparés, *lisez* séparées.

Pag. 160, lig. 1, — Bagliri, *lisez* Baglivi.

Même page, lig. 24e, — vitale, *lisez* vitales.

Pag. 161, lig. 11, — infaritus, *lisez* infarctus.

Pag. 163, lig. 8e, — otiologie, *lisez* œtiologie.

Id.　　lig. 21e, — irruption, *lisez* éruption.

Pag. 175, lig. 28, — Magnoas, *lisez* Magnoac.

ERRATA DU PROSPECTUS.

Pag. 2, lig. 22e, — wohlhatem, *lisez* wohlthaten.

Même page, lig. 23e, — in, *lisez* im.

Pag. 3, lig. 16e, — alentarsi, *lisez* alentarse.

Même page, dernière ligne, — uo, *lisez* ou.

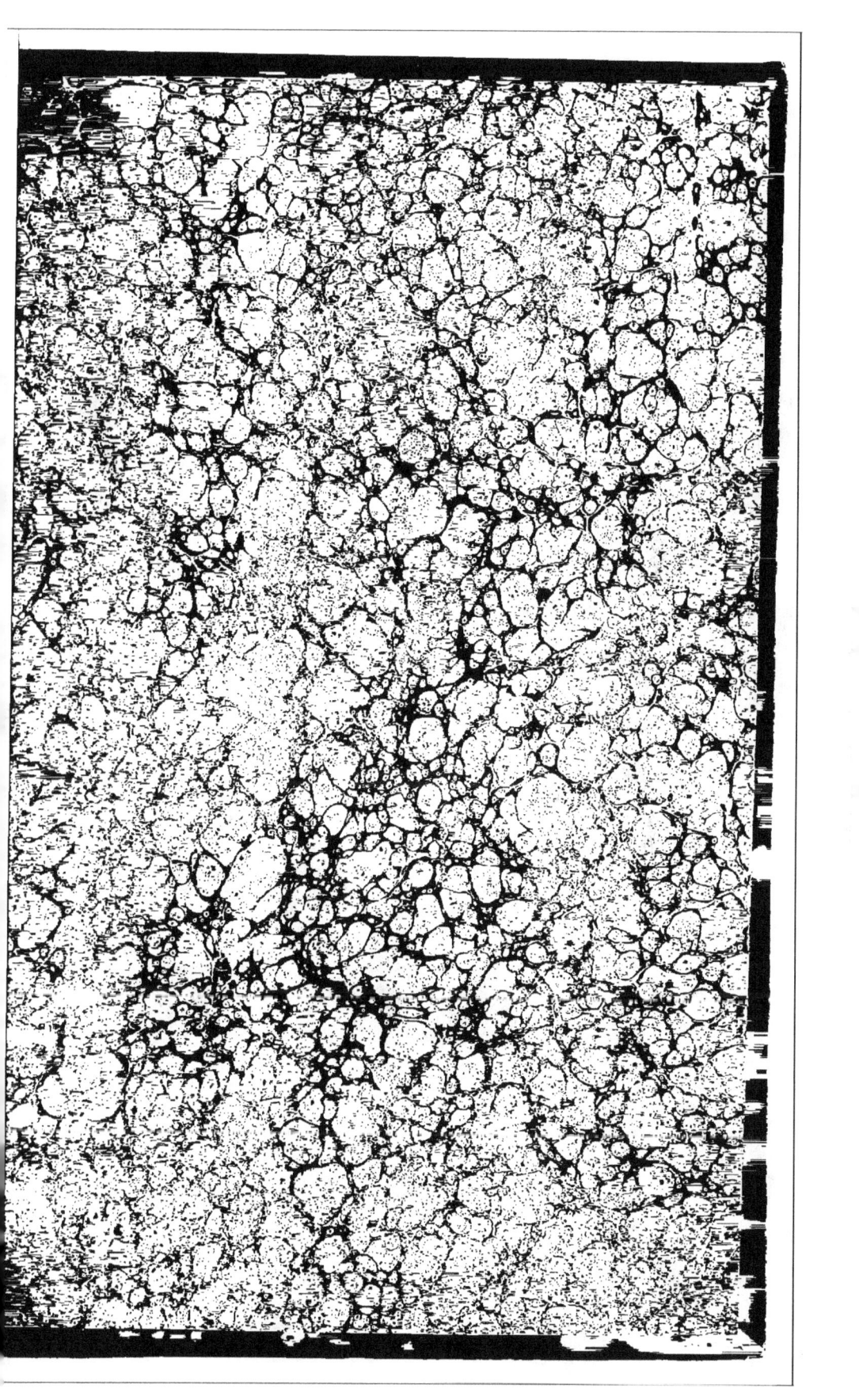